家庭で
簡単にできる
痛みケア

# 5分間
# 背骨ゆらしで
# 体じゅうの痛みが消える

上原 宏 著
日本DRT協会代表
お茶の水カイロプラクティック院長

はじめに

# ひと晩寝て起きれば、子どものように疲れ知らずの体になる！

この本は、たった5分間背骨をゆらすだけで、がんこな頭痛、肩こり、腰痛などをはじめ、さまざまな体の痛みや症状を改善に導くことができる「DRT」という画期的な治療法について、広く一般の方々に知っていただくための本です。

DRTとは、私が約30年前に開発した「ダブルハンド（D）・リコイル（R）・テクニック（T）」のことです。

この治療法は、従来のカイロプラクティックの常識を打ち破る理論に基づいて痛みの発生原因を捉え、さまざまな症状を引き起こしている根本的な問題の改善を促すもので、過去30年以上の間、抜群の治療実績を上げ続けています。

接骨・整骨院、リラクゼーションサロン、整体院、カイロプラクティック治療院等々、数ある治療・身体ケア業界の中でも、このDRTが他の施術に比べていかに短期間に治療効果を上げているかを知っていただければ、まさに「治療革命」であることがご理解いただけるものと自負しています。

開業32年、患者数のべ15万人を超える私の治療院（お茶の水カイロプラクティック）には、世界トップレベルの社交ダンサー、著名な登山家、医師や医療関係者、マスコミ関係者、同業者等々、さまざまな分野の方々が口コミで訪れてくれています。「マジックのようにその場で軽くなる！」「一発で良くなるよ！」「だまされたと思って一度行ってみて」等々の口コミによって、全国各地から訪れる患者さんが絶えることがなく、常に2カ月先まで予約で一杯状態。一人の患者さんに費やす施術時間は5～10分程度なので、多い日には1日で38人の施術を行ったこともあります。

DRTによって何十年も苦しんできた痛みから解放された方々、お医者さんから見放されて途方に暮れていたけれどDRTで良くなった、手術をまぬがれたという方々から感謝のお言葉もたくさんいただいています。

また、ある外科のドクターは、ひどい肩こりで手術もできない状態で来院され、それがわずか1、2回の施術で改善したことから、それ以来ご自身の患者さんを当院にご紹介くださっています。

さらに、DRTを治療業界に対して公開したことによって大反響が起こり、今や知らない人がいないほど注目を浴びています。すでに全国各地の3000人ほどの治療家の先生方が学んでくださり、日本中に広がっています。

そんなDRTという今なお進歩を続ける画期的な「進化系カイロプラクティック」を広く世間一般に紹介することによって、「すべての家庭にDRTを！」という私の目標を実現するための第一歩として、このたび本書を出版することになった次第です。

本書では、より親しみやすい表現として、DRTを「5分間背骨ゆらし」と名づけました。

第1章は、主にカイロプラクティックについての基礎知識、第2章は、DRTを開発するまでの経緯とDRTの特長、第3章は、DRTのオリジナルの検査法について、第4章は、家庭でできる5分間背骨ゆらしのやり方を図解で説明、第5章は、自然治癒力を維持するための予防法、となっています。

気になる方は第4章から先に読んでいただいてもかまいませんので、ぜひ一度ご自宅で5分間背骨ゆらしを試してみください。

この手技は、ちょっとしたコツさえつかめれば、誰でも名施術家になれる優れたスキルです。個人差はありますが、5分間背骨ゆらしを一定期間続ければ、ひと晩寝て起きれば、まるで子どものように元気で疲れ知らずの体になると思います。もちろん、その根拠についても本文で詳しく説明していきます。

ぜひこの画期的な方法をマスターして、あなたとあなたの大切な人を笑顔にしてあげてください。

2018年6月

上原　宏

もくじ



## 第1章 なぜ、いつまで経っても体の痛みが消えないのか？

第2章

# 「背骨を5分ゆらす」だけで痛みが消える！

第3章

## DRTは痛みの改善程度もチェックできる

## 第4章
# 1日たった5分！ 家族で背骨ゆらしをしよう

## 第5章 予防に勝る治療なし！「治る患者」になりましょう

# 第1章

# なぜ、いつまで経っても体の痛みが消えないのか？

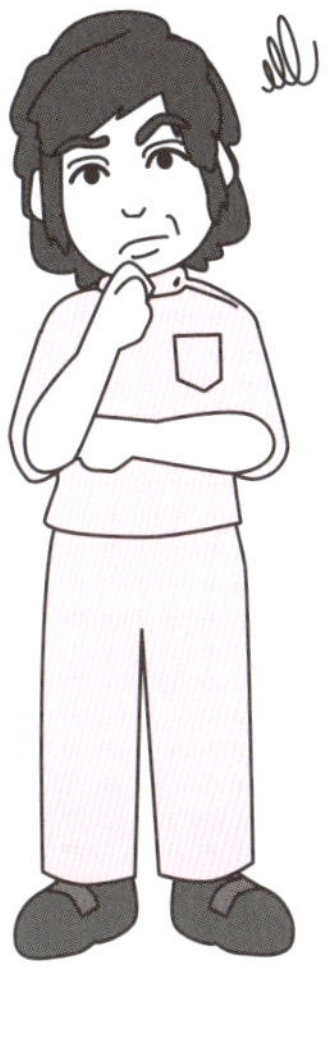

# いろいろな施術を試しても症状が良くならない理由

**整**体やマッサージ、鍼灸などの施術を受けてきたけれど、「痛みが取れない」「なかなか症状が良くならない」という声を多く聞きます。

また、整形外科や接骨・整骨院などをいくつも回ってみたけれど、いっこうに治らずに困っている……そんな人があなたのまわりにもけっこういらっしゃるのではないでしょうか。

なぜ、いつまで経っても体の痛みが消えないのか？

これまでの施術法だけでは症状が改善しないのは、いったいどうしてなのか？

一言でいうと、**その理由は症状を引き起こしている根本的な原因がわかっていないか、一時的な処置、つまり対症療法に終始している**からです。

多くの整体院や治療院では、痛みなどの症状が出ている部位に対して直接施術をすることが多く、それもいわゆるマッサージ的なアプローチによって緊張している筋肉を一時的にほぐしているだけで、これではいつまで経っても治療効果は期待できません。

ひとくちに整体といってもピンキリですが、根本的な改善、治療を目的にしていない以上、筋肉のほぐしやリラクゼーション以上の効果は期待できず、それゆえ何回通っても慢性的な症状は改善されないのです。

しかも、こっている部位を強く押したり揉んだりすることによって、結果的にどんどん悪化させているケースも少なくありません。もし最初の頃よりも徐々に強い力で揉まれているとしたら、より慢性的になっていく恐れすらあります。

また、**カイロプラクティックの看板を掲げている施術院や保険適応が可能な接骨・整骨院などでも、施術（治療）家自身に痛みの根本原因をつきとめるための技術がなければ、本当の治癒、改善につながる適切な治療がなされる**こともないでしょう。

# 正しい触診ができなければ痛みの原因を見極めることは難しい

**痛みの原因と症状の関係を正確に探り当てるには、まず、骨、関節、筋肉などの動きをきちんと見極めるための触診（触診可動性検査）ができなくてはなりません。**

この特別な触診法は、カイロプラクティックの施術者などは学んでいるはずですが、カイロプラクティックと名乗りながら、実際には筋肉のほぐしだけになっているケースも少なくありません。

どんな施術方法であったとしても、「一流」と言われるところでは、慰安的なほぐしに終始しているところはないはずです。**一時的な処置ではなく、より高度な手技や技術によって根本的な改善をはかり、患者さんの自然（自己）治癒力が高まるようなアプローチを試みているからこそ、着実に治療実績が上がっていく**ものだからです。

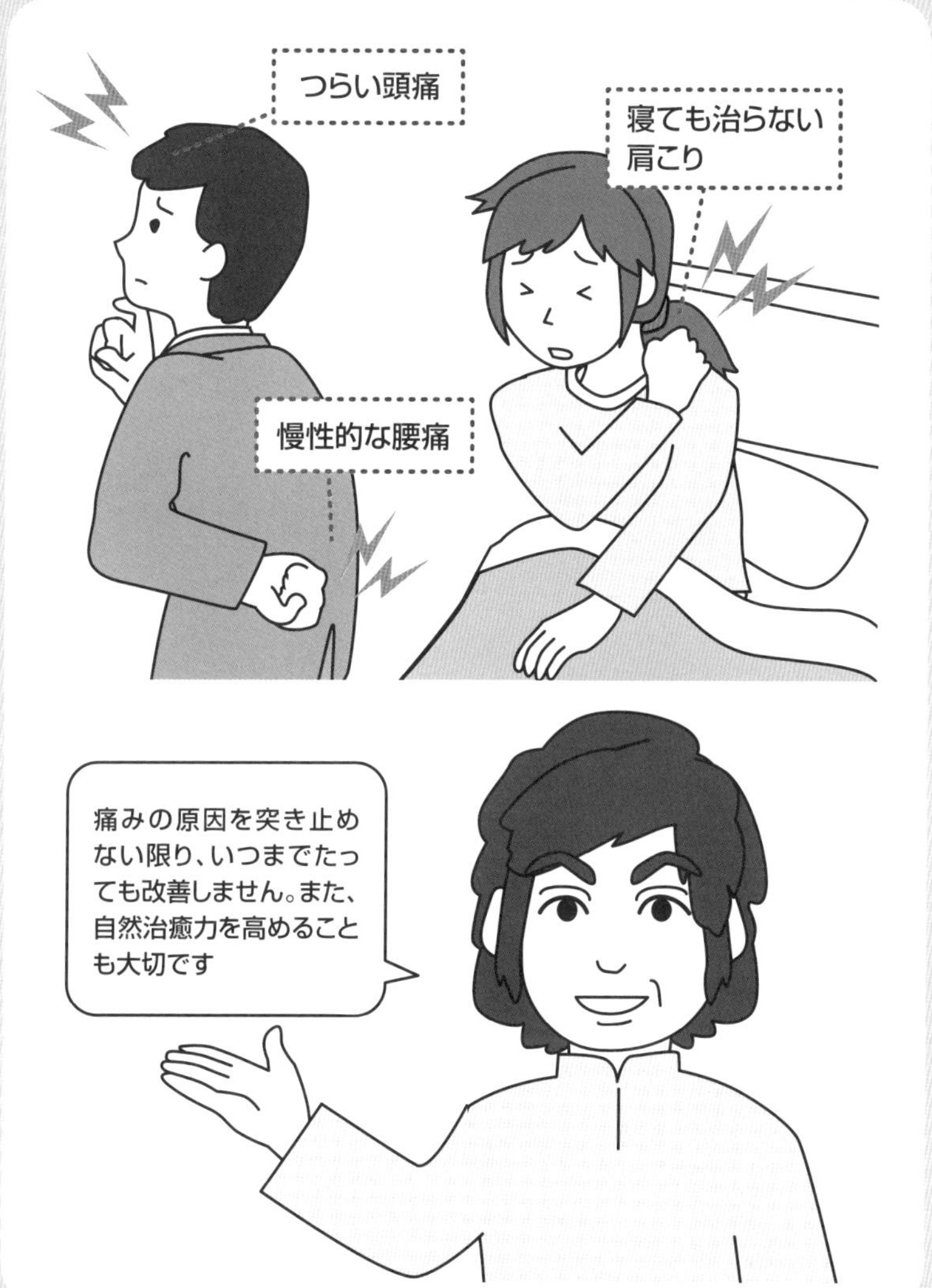
つらい頭痛
寝ても治らない肩こり
慢性的な腰痛
痛みの原因を突き止めない限り、いつまでたっても改善しません。また、自然治癒力を高めることも大切ですまた、患者さんが訴える主訴（本人が自覚している痛みや不調）や痛みのある部位ばかりにとらわれて施術をしていると、痛みがいろいろな箇所に移動していったりして、いつまでも痛みから解放されません。

そのような対症療法をいくら続けていても治療効果は上がらず、結果的に費用だけがかさんで、ムダに通院期間が長引くことになりかねないのです。

しっかりと結果が出せる腕の良い施術者であれば、気休め的なほぐしは必要ないし、1、2回の施術だけで痛みを取り去ることも可能なのです。

一般的には、押したり揉んだりするほぐしだけのところが多いからか、当院でもたまに患者さんから「施術の前に体をほぐさないのですか？」と聞かれることがあります。

そこで当院では、実際に施術を受けていただく前と後でどんな変化があるかを患者さん自身に体感してもらうための検査をします。

簡単にいうと、施術の前に患部を触って、術後にもう一度おなじところを触るのですが、患者さんは術前術後で痛みの違いにびっくりされます。

# 筋肉をほぐすだけでは治療効果は期待できません

当院で施術を受けた患者さんは、まったく体をほぐさなくても、「背骨の調整だけで痛みが消える！」ということを初体験されるわけですが、そこで私が一言、「背骨がうまく矯正できれば、ほぐす必要はありますか？」と反対にお聞きすると、「いえ、おかげさまで必要なくなりました」と、背骨の調整がなされればほぐしは必要ないことを理屈抜きに納得されます。まさに「目からウロコ」で、「施術＝ほぐし」という思い込みが外れるのです（詳しくは後述します）。

**筋肉を押したり揉んだりすることは、単純な筋肉疲労などには有効ですが、慢性的な問題の解決にはならないことがほとんど**です。

しかし、大半の人が、押したり揉んだりされることが〝普通〟〝当たり前〟だと思っているので、背骨の調整を体験する前は、ほぐしがないと物足りないと感じるのも仕方ないのかもしれません。

「イタ気持ちいい」のが好きだという人が、筋肉に対する直接的な刺激をついつい求めてしまうのも同じこと。

とはいえ、**背骨が適切に調整されることによって、いとも簡単に痛みが軽減する！　この事実を一度でも経験していただければ、当院の患者さんのようにきっとその目からウロコが落ちる**ことでしょう。

そして、背骨がバランスよく調整された状態で、以前と同じ動作をしてみれば、今まで以上に体がほぐれることがご自身で確認できるはずです。

すると、「なぜ肩がガチガチにこっていたのか？」もご理解いただけると思います。

肩こりの原因は、睡眠不足、姿勢の問題、ストレス、冷えなどさまざまですが、いずれにしても、慢性的な肩こりの場合は、背骨にこれ以上負担がかからないよう、補正的に「肩の筋肉で防いでいる状態」なのです。

つまり、背骨にかかる過度の負荷を肩で無理に肩代わりしている。したがって、慢性的な肩こりの人は、何もしなくても疲れるのです。

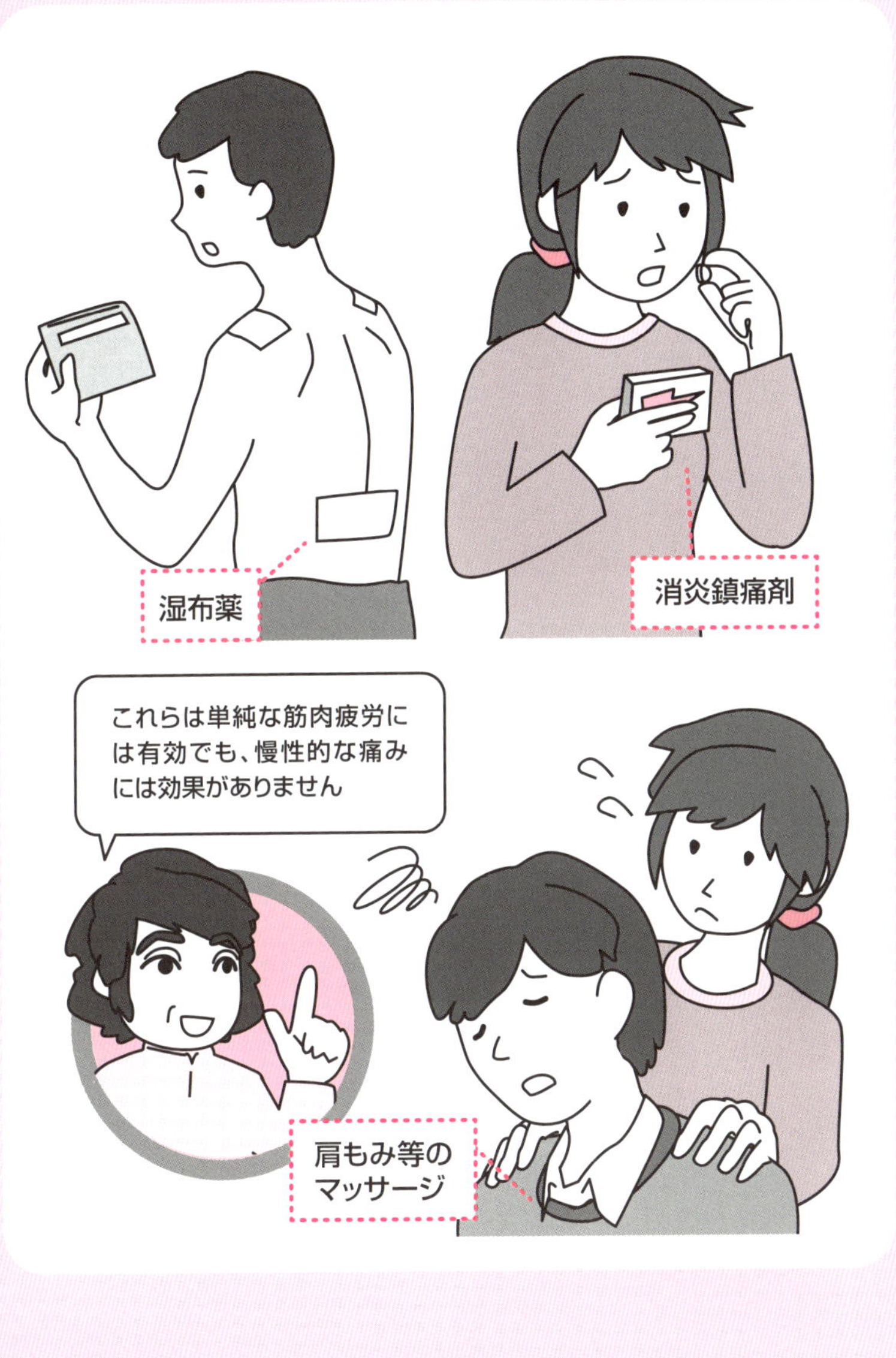
湿布薬
消炎鎮痛剤
これらは単純な筋肉疲労には有効でも、慢性的な痛みには効果がありません
肩もみ等のマッサージ

# 背骨の動きを正常に戻せば体の痛みは取れる！

試しに、手のひらを強く握って、じゃんけんのグーにしてみてください。そのままの状態でしばらくすると、前腕がガチガチになりますよね。これは、常に拳を強く握り続けていると腕が硬くなって疲れてしまっているのと同じ状態です。

この状態と同じことが肩で起きているのが、慢性的な肩こりなのです！　つまり、「握り拳と腕」の関係は、そのまま「背骨と肩」の関係に当てはまるということです。

硬くなった腕の状態を良くするためには、握り締めている拳をパッと開けばいいわけで、その行為＝根本的な問題の解決に当たるのが、背骨の調整なのです。

ところが、既存の療法では、その硬くなった腕を一所懸命にほぐすようなアプローチがとても多いように思います。

それでほぐれるような肩こりならまだいいですが、さらに強い刺激を求めてより

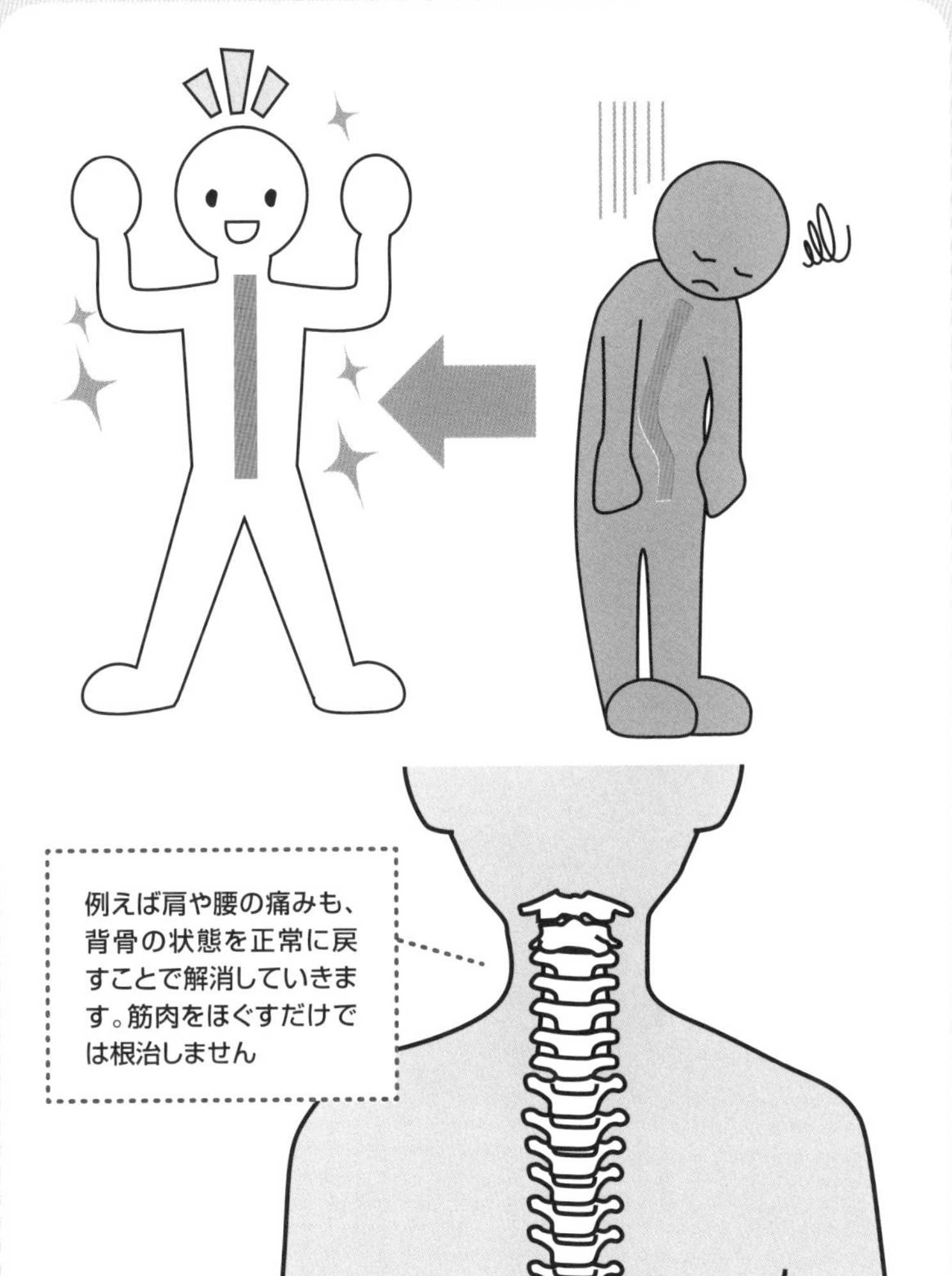
例えば肩や腰の痛みも、背骨の状態を正常に戻すことで解消していきます。筋肉をほぐすだけでは根治しません

いっそう拳を強く握るような悪循環に陥ってしまっている患者さんがたくさんいるのです。

それに対して、私が開発したDRTは強く握っている手の指を一つずつやさしく広げていく治療法です。つまり、**根本原因の背骨を調整することによって肩の緊張を解いていく。だから患部を直接刺激するより断然いい効果が出る**のです。

肩に限らず、首でも腰でも同じで、基本的にはこれが体の痛みの出ている部位（主訴）と背骨の関係です。

筋肉や神経はすべて繋がっているので、体の中心軸である背骨の関節機能を正常に戻さない限り、過度の緊張を強いられている部位の筋肉や関節の動きも悪いままで、そのため痛みが慢性化してしまうのです。したがって、**背骨の動き（可動性）を正常に戻せば、痛みは取れる！**ということです。

実際、背骨の調整をすることで、本来は不必要で無駄なところにかかっている力が抜けて、肩は瞬時に驚くほど柔らかくなって、不思議なくらい痛みが軽減します。

# カイロプラクティックは背骨を調整して自然治癒力を高める

背骨を調整すれば、先ほどの握り拳の話にたとえれば、手のひらはリラックスして開いた状態になります。この柔らかく良い状態を保っていれば、筋肉を過度に緊張させていた無駄な力も必要なくなるので、問題の起きているところも本来の自然治癒力で自然に良くなっていくのです。

したがって、**体の痛みや不調を改善するには、ただ筋肉をほぐすだけでは治療効果は期待できず、背骨の的確な調整がとても重要**である、ということをまず頭に入れておいていただければと思います。

肩こり、頭痛、腰痛……ｅｔｃ、どんな痛みであっても、患者さんにとってのいちばんの望みは、その場限りの気休めではなくて、根本的に痛みに悩まされない体、元気な体を取り戻したいということでしょう。

ひと晩じっくり寝て、朝起きれば、疲れが取れている。

そんな子どもの頃の健康的な体に戻るには、痛みや症状を引き起こしている根本原因を正しく把握することが何より先決で、それを的確に見極めたうえでより効果的な治療を施せるのが本当に「腕の良い治療家」といえるのではないでしょうか。

さて、ここからは、背骨調整の専門的な施術法である「カイロプラクティック」の説明に移りたいと思います。私は小さい頃からタイガーマスクが好きなわんぱく坊主で、空手を習っていたこともあってよくギックリ腰になったり、体を痛めて整体に通っていました。そんな中で、「これは本当にすごい！」と実感できたのは、高校時代にカイロプラクティックに出会った時でした。自分の体が良くなったのがきっかけとなって虜になり、18歳からカイロプラクティックを学び、治療家を志すようになったわけですが、ここではまずＤＲＴのベースになっているカイロプラクティックの基本的な考え方についてお伝えしておきましょう。

カイロプラクティックの基礎知識を得ることによって、なぜ、「5分間背骨ゆらしが健康効果を生むのか？」がご理解いただけるからです。

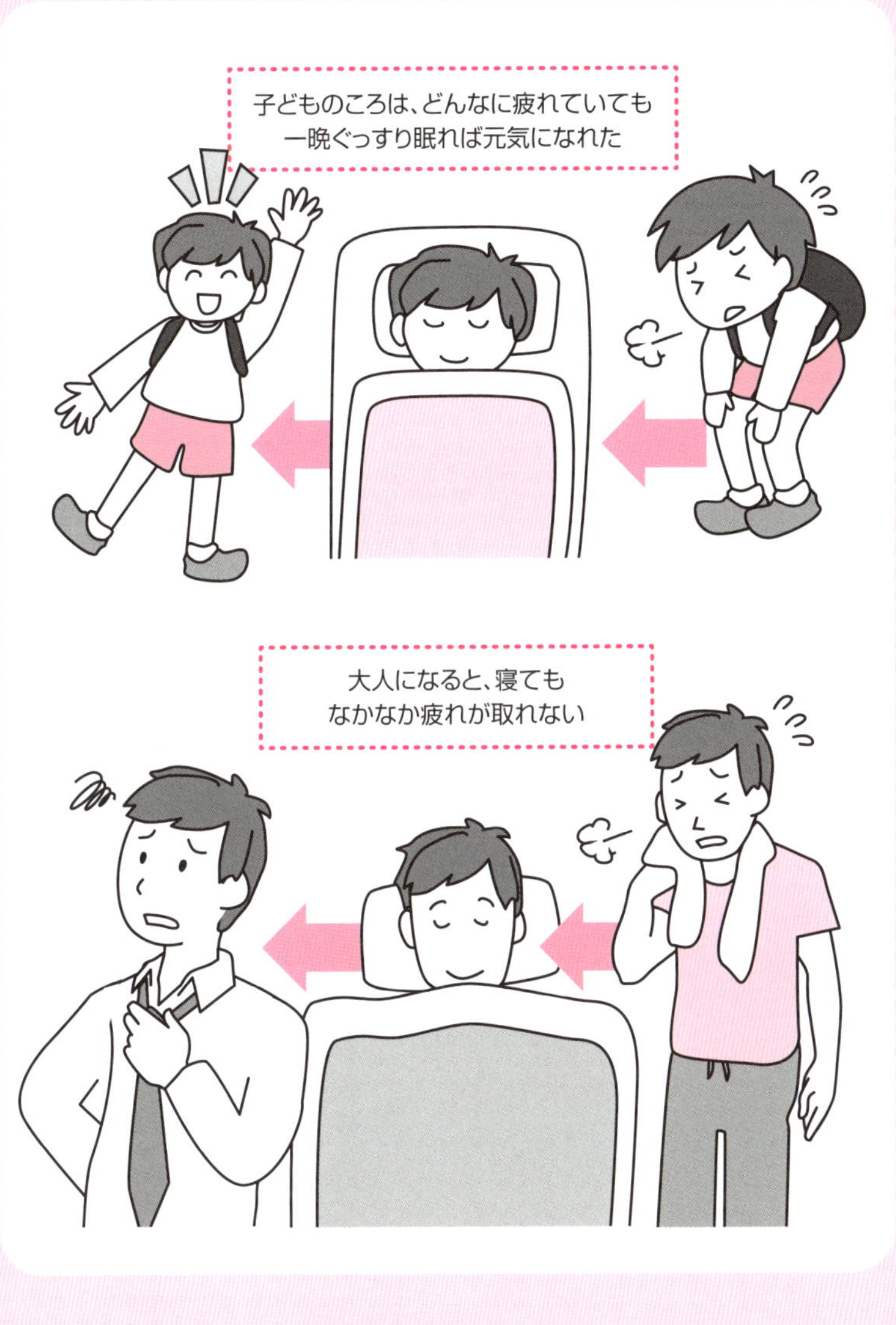
子どものころは、どんなに疲れていても
一晩ぐっすり眠れば元気になれた
大人になると、寝ても
なかなか疲れが取れない

# 世界40カ国で法制化され ＷＨＯでも認められています

カ**イロプラクティックは、背骨（脊柱）やその他の部位を調整することで骨格の歪みの矯正や痛みの軽減をはかり、自然治癒力を高めて体の機能改善を促す手技療法**です。

発祥地はアメリカのアイオワ州で、創始者はカナダ生まれのダニエル・デヴィッド・パーマーという人物です。１８９５年、Ｄ・Ｄ・パーマーは背骨の異常と病気との関係に着目して、現代医療とは異なるカイロプラクティックというまったく新しい医療学派を打ち立てました。

その後、さまざまな展開を遂げてきたカイロプラクティックは、現在**世界の約40カ国で法制化されており、ＷＨＯ（世界保健機関）でも認められている信頼できる治療法**です。日本国内では民間療法として位置づけられているものの、アメリカやＥＵ諸国などでは国家資格として認められていて、医療行為に準ずるとして幅広く利用されています。

カイロプラクティックにはさまざまな手技があり、それらは、骨格、特に背骨の歪みを調整することによって、背骨の中を走っている神経の働きを回復させることを主な目的にしています。

それゆえ調整後には、以下の変化が期待できます。

**1　神経・筋骨格系の機能が正常になる**

**2　本来、体に備わっている自然治癒力の働きがアップする**

**3　首・肩・腰などの痛みが取れたり、慢性的な症状などが改善して、健康を取り戻せる**

このことから、施術者たるカイロプラクターは、背骨の専門家・背骨調整のプロであることがおわかりいただけると思います。

カイロプラクティックでは、調整のことを「アジャストメント」といいますが、この背骨の調整によって症状が良くなるにつれて施術間隔も開いてきます。

## 体が痛むのは「自然治癒力」と「神経伝達の働き」が低下しているから

カイロプラクティックによる背骨の調整によって、さまざまな痛みが取れ、不調が改善していくのは、患者さん自身に備わっている自然治癒力の働きが高まってきている証拠です。

つまり、背骨を矯正するのはカイロプラクターですが、傷を治し、健康を維持増進しているのは患者さんの自然治癒力なのです。

自然治癒力についてはご存知の方も多いと思いますが、**カイロプラクティックでは、人体を小宇宙であると捉え、自らを生かそうと働く力のことを「イネイト・インテリジェンス」（先天的知能）と呼びます。**

イネイト（Innate）とは、「生まれながらの」「本質的な」という形容詞で、インテリジェンスは「知能」なので、「生命力」や「自然治癒力」と同じような意味です。

というわけで、自然治癒力と病気の関係についておさらいしておきましょう。

私たちの体は、あまり自覚できませんが、脳が完全管理しています。

普段、何の意識もなく行っている呼吸や心臓の拍動、食べ物の消化などは脳が勝手にやってくれていて、決して肺が自動的に呼吸をしているわけではありません。心臓も肺も胃も、体のすべての器官は脳の命令によって動いているのです。

同様に、脳は健康の管理もしています。体に悪いところがあれば、直ちに修復を始めます。

これも本来備わっている自然治癒力の働きの一つですが、最も自覚しやすいのは、膝をすりむいた時の傷などが自然に治ることです。同じように、風邪やちょっとした体の不調なども、ほとんどの場合、安静にしているだけで自然に治っていきます。

これは生体の恒常性を維持する働きで、ホメオスタシスとも呼ばれます。ホメオスタシスが正常に働いていれば、病原菌などから体を守り、健康を維持するための防護システムである免疫機能もしっかりと作動するわけで、この仕組みが正常に機能していることが、健康の大前提となります。

# 背骨はすべての神経を通し骨格を支えている体の中心軸

ここで、また脳の話に戻ります。脳は、全身に張り巡らせた神経を通じて、体全体を管理しています。「どこが具合悪いか？」ということも神経を通して認識しています。

ところが、この**脳と体を繋いでいる神経伝達システムの機能が低下してしまうと、体調不良の原因となります。**

たとえば、胃の調子が悪いのに認知できないから、修復できない。修復できないからますます悪くなっていく。この悪循環が長期間継続すると、痛みや病気といった体の不調となって現われるのです。

ようするに、**痛みや病気を招いているのは、自然治癒力が低下し、脳と体の神経伝達が正常に働いていないから。それらが正常に働くように促していくのが背骨の調整**

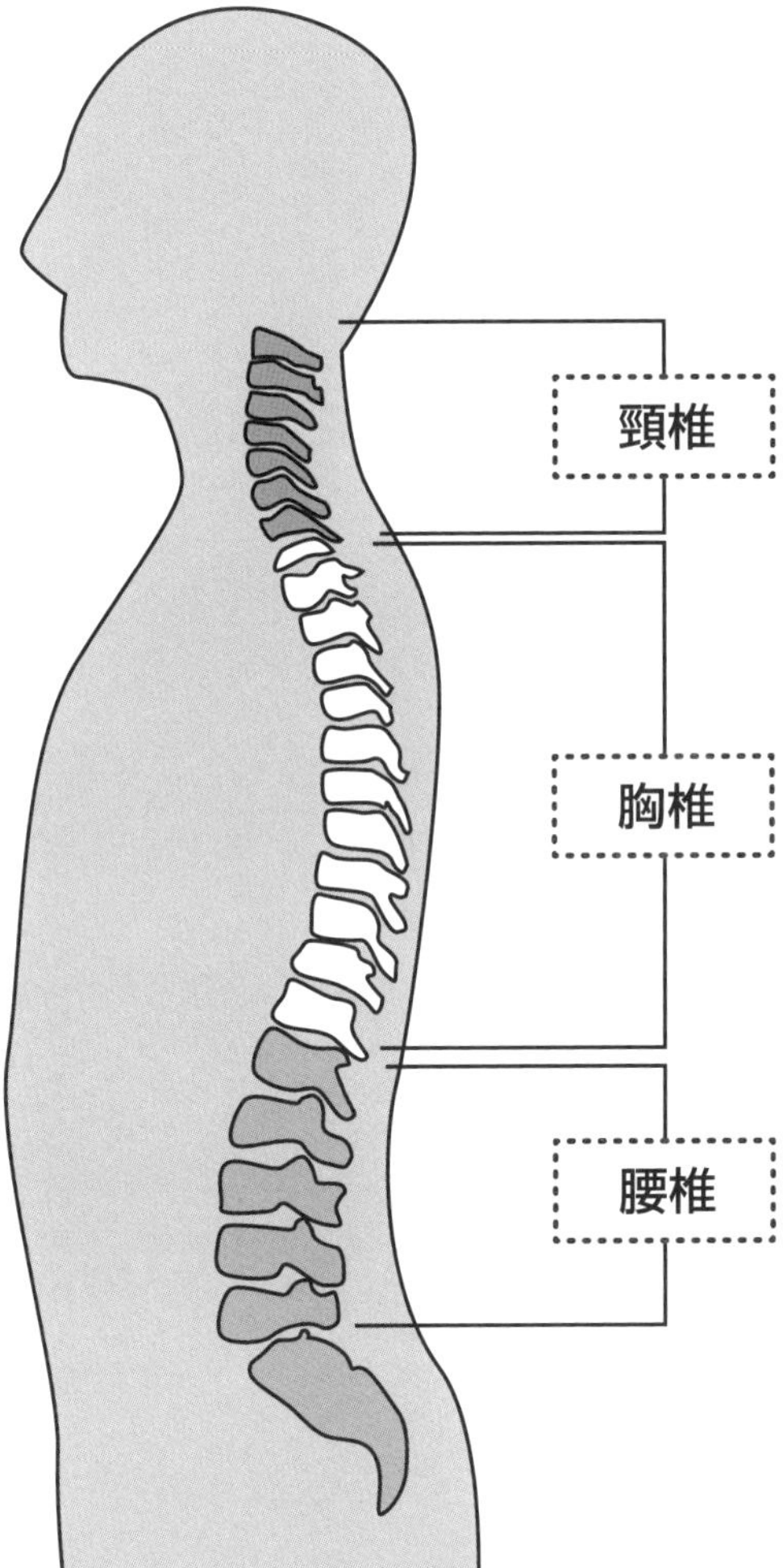
頸椎
胸椎
腰椎

**であり、本来のカイロプラクティック**だということをまず頭に入れておいてください。

自然治癒力や神経伝達システムが大事なのはわかったけれど、「なぜそれが背骨と関係あるの？」と思われるかもしれません。それは、背骨はすべての神経を通している重要なパイプであり、全身のバランス（筋骨格系）を支えている中心軸でもあるからです。

そこで次に、背骨の仕組みと働きについて確認しておきましょう。

背骨（脊椎）は、上から順に、7つの頸椎、12の胸椎、5つの腰椎、そして仙骨と尾骨、計26個で構成されており、その背骨の中を走っているのが脊髄神経です。

よくスポーツや交通事故などで脊髄を損傷して障害が残ってしまい、車椅子生活を強いられてしまうケースがあるように、脊髄は人体で最も重要な器官で、脊柱（背骨）という硬い組織の中に収められています。その脊髄から枝分かれしているのが、全身に張り巡らされている末梢神経です。

脊髄神経は、脊髄から枝分かれし、背中の骨と骨との間を通って体の全器官へと繋がっています。

# 背骨の歪みは脳や神経の働きを阻害する

背骨が歪んだまま生活していると、末梢神経の根本に当たる神経根が圧迫されて、さまざまな症状を引き起こします。

頸椎や胸椎で神経根が圧迫されると、首、肩、手、腕などの上半身に、また腰椎で神経根が圧迫されると、足や腰など下半身に症状があらわれやすくなります。

たとえば、慢性腰痛の人は、腰椎後弯になっていることが多いのですが、それはこれ以上ずれないように腰部を緊張させているからです。

それをそのまま放置していると、今度は膝で体重を受けるようになって、膝に過度な負担がかかって、変形性膝関節症になって膝に水が溜まる。そうすると、膝が腫れて痛みが生じたり、動かしにくくなってくるのです。

また近年、脊柱管狭窄症の方も増えていますが、これは背骨が変形したり、本来軟らかい組織が骨化して硬く大きくなることなどで、脊柱管内にある脊髄を圧迫してさまざまな神経症状を現すことになります。つまり、「背骨の歪み」→「神経圧迫」→「痛みやさまざまな症状の原因」ということです。

もう少しだけ補足しておきます。

脳神経と脊髄神経の二つを合わせて「体性神経系（脳脊髄神経系）」と呼びます。これらは、皮膚など末梢からの情報を中枢に伝える感覚神経と、中枢からの指令を骨格筋に伝える運動神経から成り立っていることから、背骨が歪むと体の動きが悪くなるとともに、脳脊髄液の循環も滞ってさまざまな問題を引き起こします。

脳脊髄液は、糖やタンパクを含み、血液やリンパ液と同じように栄養の補給や老廃物の回収といったとても大切な働きを担っています。髄液が増えすぎると、脳圧が高まって髄膜炎や脳出血などになりやすく、また少なすぎても頭痛、めまい、吐き気、しびれや倦怠感などの不定愁訴の原因になります。

ようするに、**脳脊髄液の機能に障害があると、脳や神経に栄養が送られないために、さまざまな不調につながるわけで、その最大の原因が背骨の歪み**だということです。

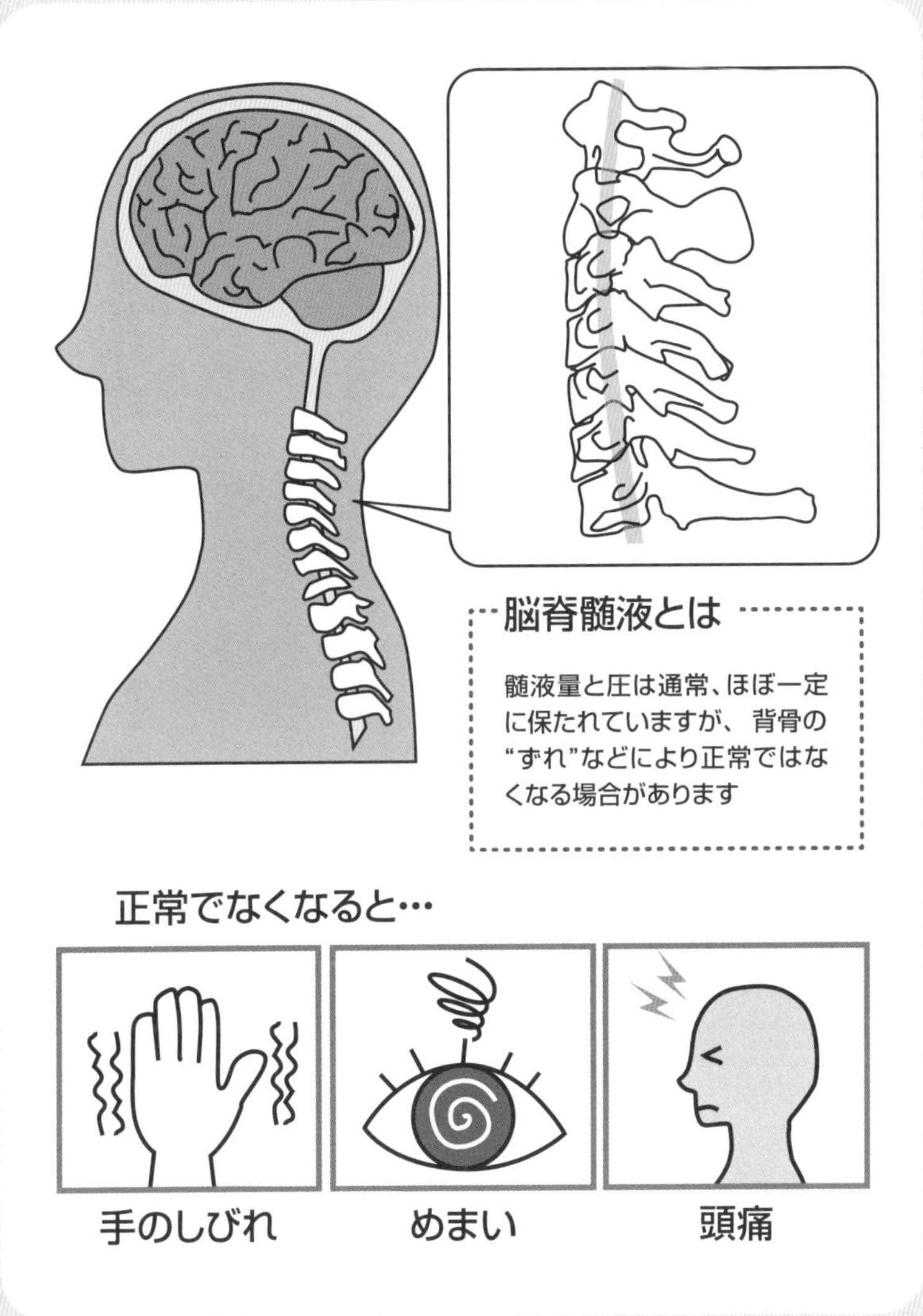
脳脊髄液とは
髄液量と圧は通常、ほぼ一定に保たれていますが、背骨の“ずれ”などにより正常ではなくなる場合があります
正常でなくなると…
手のしびれ
めまい
頭痛

# 背骨の中には自然治癒力の源である生命エネルギーが流れている！

さらに、背骨にはもう一つとても重要な働きがあります。それは、**生命エネルギーの大動脈が背骨の中を流れている**ということです。この生命エネルギーこそ、自然治癒力の源、カイロプラクティックでいうイネイトです。

つまり、背骨は生命エネルギーが流れているパイプであることから、背骨の調整によってイネイトの働きを最大限に活性化させるのがカイロプラクティックの目的でもあるわけです。

背骨が整えば、生命エネルギーの流れも良くなって治癒力が最大限になり、元気になる！　たとえば、コマをイメージしていただければわかりやすいと思いますが、軸がしっかりしていると、どんなに激しく動いてもコマは倒れることはないですよね!?

それとは反対に、体に痛みや症状が出ているのは、この軸が弱ってフラフラしてきているサインなのです。

したがって、いつまでも勢いよく回り続けたければ、まず軸を整える、つまり背骨の構造と働きを正常な状態に戻すことが先決なのです。

背骨全体がバランスよく整えば、神経伝達システムが正常に働くようになり、誰もが本来持っている生命力や自然治癒力がフルに活性化することで、痛みや症状が改善して、健康を取り戻すことができる。

言い換えれば、**痛みが出ている部位や主訴そのものではなく、「背骨を中心とした骨格全体がどのような状態になっているか？」「いかにイネイトの働きを促すか」がいちばん重要で、その両方を的確に把握し、調整していくのが、本来のカイロプラクターの役割**です。

背骨の調整によって得られるのが、イネイト＝自然治癒力の発動であり、その結果、背骨の中を治癒力のもととなる生命エネルギーが流れるようになるのです。

背骨の調整は、患者さんのイネイトを高めるための後押しで、病気を治すのはあくまで患者さん自身、という意味がご理解いただけたかと思います。

# 正常な背骨はS字カーブを描いている

背骨は神経伝達や生命エネルギーの働きにとって、とても重要なところ。

では、正常な背骨はどのような形をしているかご存知でしょうか？

皆さんもどこかで目にされたことがあるかと思いますが、33ページのイラストのように**S字カーブを描いているのが正常な背骨の形**です。

これは重力の影響を受けても体に負担がかからない構造になっているためで、背骨をS字状に保つことによって重力の影響を各部位に逃し、全身の筋肉を使って受け止めているわけです。つまり、この緩やかなカーブが、成人で約5kgもあるといわれる重たい頭を支えるためのサスペンションの役割を果たしているわけです。

このS字カーブが維持されていれば、背骨は頭の中心にくるように位置しているため、重力による負荷からも逃れられ、神経圧迫のリスクからもまぬがれます。

ところが、このS字カーブが加齢や何らかの原因で緩くなったり、逆に強くなったりして骨格に歪みが生じると、それだけサスペンションの役目が弱くなります。

背骨が歪む原因としては、事故や過労、慢性疲労、悪い姿勢、精神疲労、習慣やクセ、病気などさまざまですが、実は多くの問題が重力と関係していると考えられます。

背骨のS字カーブに対する重力の負荷が大きくなり過ぎると、体は無意識にそれを補おうとして、今度は全身の筋肉を使って何とか背骨を支えようとします。

その結果、首や肩、腰などに無理な負担がかかり、それらの部位の筋肉が疲労して硬直化し、やがて炎症を起こして慢性的な痛みを発するようになります。

これが、首、肩、腰などの痛みを引き起こす根本的な原因です。

筋肉で支えきれなくなってくると、今度は背骨自体のカーブを強めたり弱めたりして、それをカバーしようとします。一昔前までよく見かけた腰の曲がったおじいさんやおばあさんの姿がその代表例ですが、これは、重力に対して背中の抗重力筋群が耐えられなくなって、脊柱のバランスが崩れて背骨が曲がってしまった結果です。

# 背骨が歪んでいると両肩の位置や足の長さが違ってくる

背骨が本来の良い状態で安定するためには、抗重力筋群の働きが正常でなくてはなりません。家にたとえると、背骨はしなやかな木でできた大黒柱。この屋台骨があらぬ方向に傾いてしまうとそれを支えている柱も傾いて家（体）全体がガタガタになってしまいます。

現に、背骨を軸として体全体の骨格が歪んでいる人は、耳の高さや肩の高さが違っていたり、骨盤や股関節なども歪んでいるため、左右の手や足の長さも違っていることがあります。ということは、それだけ神経が圧迫され、痛みがあったり、筋肉や関節の動きも悪くなっているということです。

このような状態を防ぐには、歪んだ背骨を調整し、背骨のS字カーブをキープすることが大事で、文字どおり「姿勢を正す」必要があるのです。

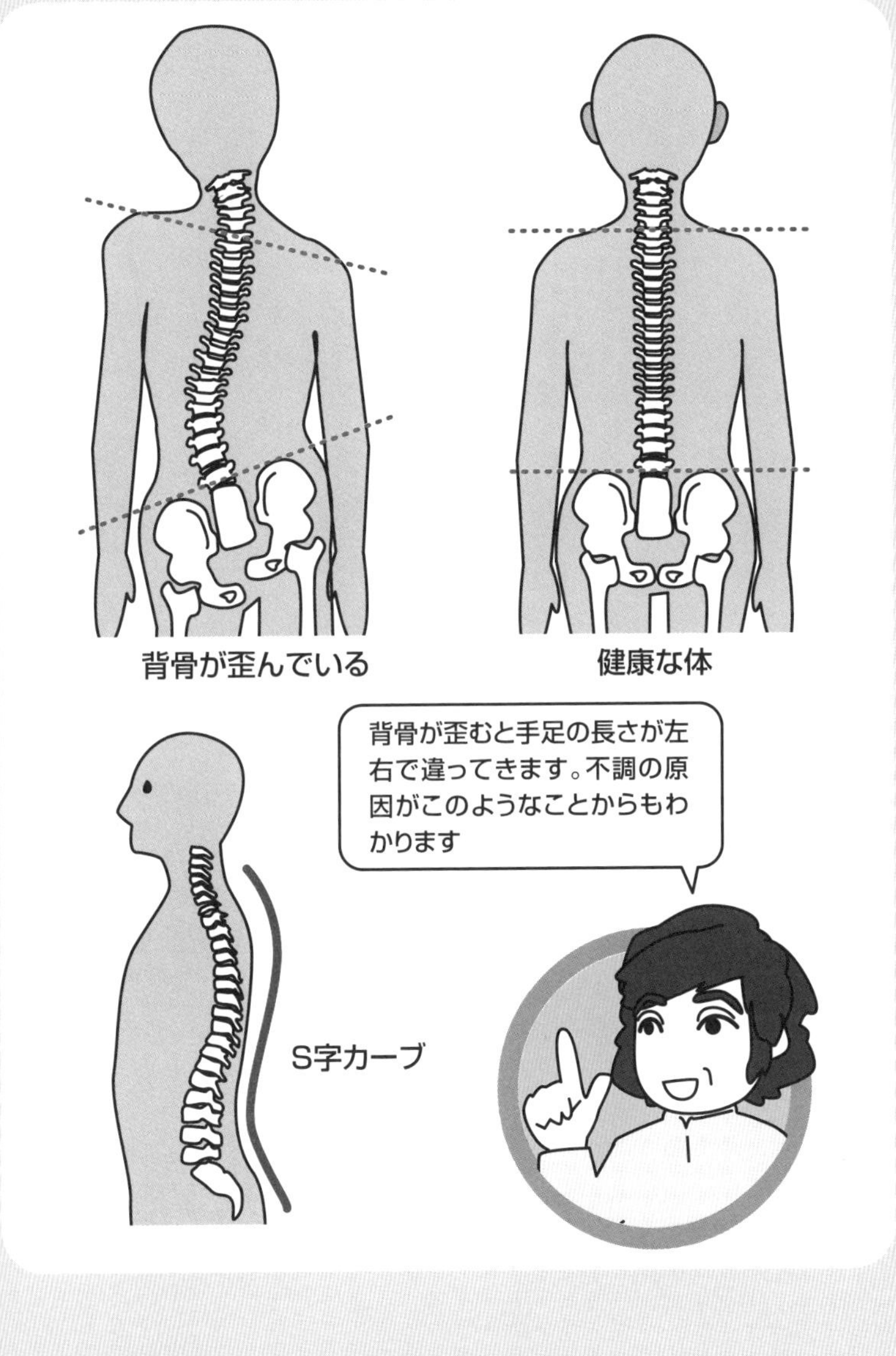
背骨が歪んでいる
健康な体
背骨が歪むと手足の長さが左右で違ってきます。不調の原因がこのようなことからもわかります
S字カーブ

# 本場アメリカとは違う日本のカイロプラクターの現状

ここからは、日本のカイロプラクティックの現状について少し補足しておきます。

まず日米間の違いですが、本場アメリカではカイロプラクティックは公的に認められた医療行為で、保険が適応されており、カイロプラクターが患者さんのレントゲン検査なども行います。

それに対して、日本ではカイロプラクティックは民間療法に位置づけられています。誰でも簡単に「カイロプラクター」を名乗ることができるため、はっきりいうと技術レベルは施術者によってピンキリなのが実情です。

私自身は、本場アメリカのシャーマン大学でカイロプラクティックを学び、通常4年間かかるところを師の推薦によって半年でパスし、日本でまだカイロプラクティックが知られていなかった頃からプロのカイロプラクターとして臨床の現場で経験を積んできました（この点については次章で詳しく述べます）。

24歳の時に開業してから32年の実績があり、来院患者数はのべ15万人を超えます。

そんな私の目から見たら、今のカイロプラクティック業界はまさに玉石混合です。

「背骨の矯正」という同じうたい文句を掲げていても、リラクゼーションカイロや美容カイロ、ダイエットカイロなどいろんな流派があり、安心して通うためには、腕の良い信頼できるカイロプラクターを見つけるのが先決です。

どのような施術・治療法であっても、患者さんの状態、病状によってまったくリスクが伴わないものはありません。

それだけに、施術者の腕が問われます。

**デリケートな首への施術は、やり方を誤ると脊髄神経を傷つける恐れがあるため、腕の確かな一流のカイロプラクターにかからないとそれだけリスクが伴う**からです。

もちろん、腕の確かなカイロプラクターであれば、そのようなことはありませんので、どうぞご安心ください。

# 一流のカイロプラクティックを選ぶポイントとは？

背骨の歪みを的確に調整するには、それなりに専門的な技術がないとできません。

一流といわれる施術・治療院で慰安的なほぐし（いわゆるマッサージ）をしていないのは、そのような理由があるのです。

一見いろいろやってくれて親切なように感じる整体院だったとしても、実際にはカイロプラクティックの技術不足を他の療法で補っている場合もあり、本来の背骨の調整が正しくできなければ、「看板に偽りあり」といっても過言ではないでしょう。

**カイロプラクティックの確かな技術があれば、あくまで治療目的の施術（調整）をするべきで、「慰安的なものは他療法の専門家にお任せすればいい」「背骨の調整は背骨のプロ、専門家にまかせるべき」**というのが私の考えです。

次に、プロの立場から、整体やカイロプラクティックを選ぶ上での注意点をもう一つだけ挙げておきます。

ひとくちにカイロプラクティックといってもピンキリだといいましたが、何がピンで何がキリかは、なかなか一般の人にはわかりづらいと思います。

そこで、その見分け方の目安をお教えしておきましょう。

むやみにボキボキ鳴らしたり、専用器械で矯正する方法は、あくまで対症療法的なやり方であって、限りなく「キリ」に近いやり方です。

それに対して、専門的な触診技術を駆使してしっかりと背骨全体をチェックしたうえで、決してボキボキはやらず、ソフトなタッチで背骨のバランスをトータルで整えていくやり方が理想的なやり方で、こちらが「ピン」です。

背骨のずれを的確に調整することで治癒力の働きが正常になり、さまざまな問題や症状が自然に寛解していくわけですから、まずは背骨がどのようにずれているかを正しく把握する必要があることはいうまでもないでしょう。それには、前述した「触診可動性検査」という技術を習得しておかなくてはなりません。

# 背骨の歪みは気にしても骨の動きまでは意識しない

背骨の歪みについて気にしている人は多いでしょうが、背骨の動き＝可動性についてはいかがでしょうか？

ほとんどの人は、見た目の歪みだけを気にしていて、背骨の関節の動きについては意識していないと思います。現に、患者さんからも「私の背骨、歪んでいますか？」と聞かれることはあっても、「背骨がちゃんと動いていますか？」とは聞かれることはありません。

しかし、**背骨のずれというのは、背骨の本来の正常な動きができていない、つまり「骨の可動性に問題がある」状態を意味しているの**です。

ですから、背骨がある方向に動きすぎていないか、動きが悪くないか、こうした点を触診によって正確に検査することがとても重要で、この検査を触診可動性検査とい

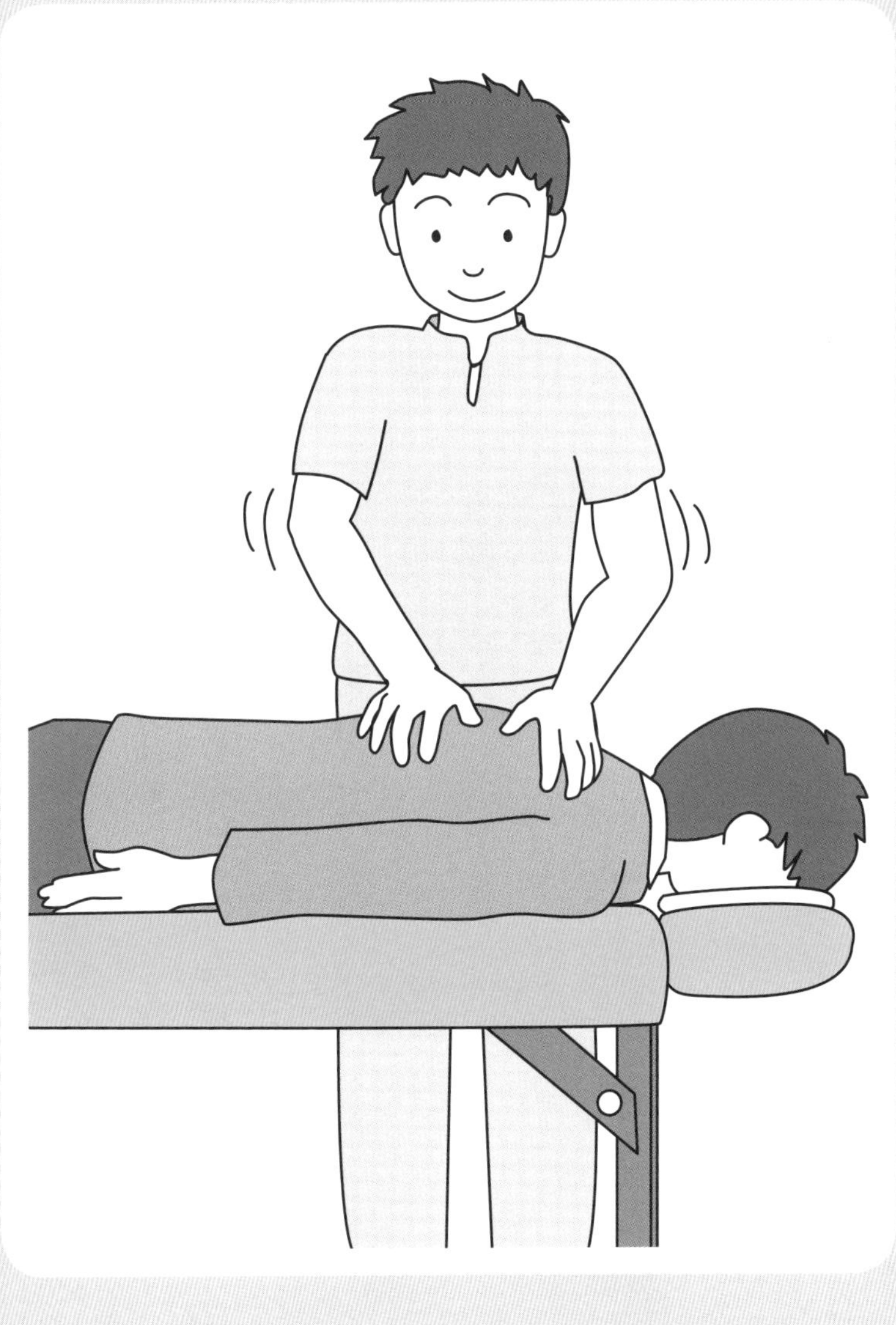

います。

さまざまな施術法がある中で、**唯一プロのカイロプラクターだけが、背骨の動きが正常かどうかを調べる訓練=触診可動性検査を専門的に受けています。**

この骨の動きやずれの方向をチェックする触診技術は、とても習得が難しいことも事実ですが、これが他の療法とのいちばんの違いであり、これがなければカイロプラクティックとはいえません。この触診可動性検査ができるからこそ、調整前と調整後の背骨の変化が正確に把握できるのです。

もちろん、現在数多くのカイロ・整体院があるので、背骨の動きが正常かどうかを調べることのできる素晴らしい先生もたくさんいらっしゃると思います。

一方で、残念ながら、看板の名称はカイロプラクティックでも、背骨の動きが正常かどうかを調べることができない施術者も少なからずいるのも現実なのです。

# 信頼できる整体・治療院を選ぶなら体験者の推薦や口コミが一番！

少し専門的になりますが、本来カイロプラクティックは亜脱臼と呼ばれる骨の動きの異常を調べる手技で、脊柱における亜脱臼は、背骨、または脊椎骨が少しずつずれていく状態をいいます。

亜脱臼は、自然治癒力の働きを阻害し、健康を害する要因となるものです。ところが、当人にとってはこれがなかなか容易に気づくことができず、放置しておくと不調を招くのでとても厄介なのです。したがって、背骨の亜脱臼の障害を取り除く技術を持った一流のカイロプラクターによる定期的な背骨検査はとても重要なのです。

もちろん、しっかりとした技術を身につけているカイロプラクターなら、どこに亜脱臼が起きたのかを確認し、ずれた脊椎骨をもとの正常な位置に戻すことができます。

そのような的確な触診検査と背骨全体の調整がなされることによって、患者さんの治癒力が100％オンになって、再び健康を取り戻すことができるようになるのです。

では、そんな信頼できる整体院、一流のカイロプラクティック院を見つけるにはどうすればいいのか？

**ズバリ、体験者の推薦や口コミがいちばんです！**「いろんな整体を受けてきたけど、あの治療院に行ってからすごく良くなった」「施術を受ける前と受けた後であんなにも違いがあるなんて、初めて体験した」「だまされたと思ってぜひ一度行ってみて！」等々、実際に症状が改善した人たちの体験を聞くのが説得力があり、その人たちからの紹介であれば確実です。

一時的な気持ちよさだけを求めるならいざ知らず、**本当に痛みや苦しみから解放されたいと望むのなら、体験者の紹介がいちばん信用できるはずです。**

たとえ、派手な広告を出していたり、インターネット上での評判が良くても、信憑性があるかどうかはまったく別で、やはり知人や友人、家族などの推薦に勝るものはないと思います。

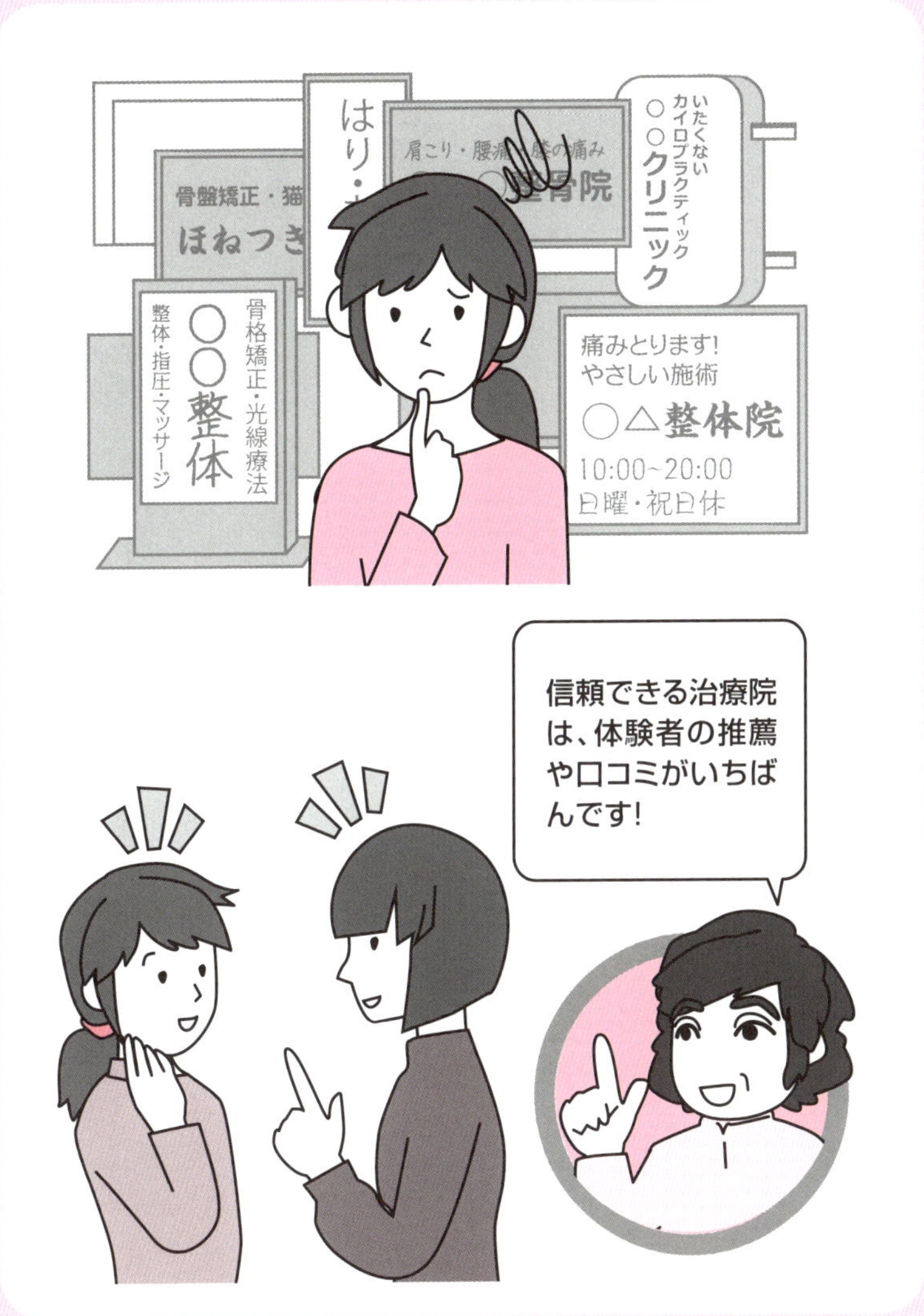
いたくない
カイロプラクティック
○○クリニック
骨格矯正・光線療法
○○整体
整体・指圧・マッサージ
痛みとります!
やさしい施術
○△整体院
10:00~20:00
日曜・祝日休
信頼できる治療院は、体験者の推薦や口コミがいちばんです!

# ホームページを見る時は患者さんの感想や写真もチェック

**次の候補としては、インターネットのホームページになるでしょう。ホームページを見る時の確かな選び方は、その治療院の公式ホームページにどれだけ多くの患者さんの事例が顔写真などとともに掲載されているかを確認する**ことです。

文章だけでは、いくらでも好き勝手に書くことができます。ところが、患者さんはよほど良くならない限り、顔写真の掲載までは許可してくれません。「顔写真も掲載OK！」というのは、確実にその施術によって症状が改善した証拠！　当院でも、そのような患者さんから許可を得てホームページに掲載しています。

ネットで検索した治療院のホームページに患者さんの顔写真と実筆の文章が掲載されていれば、まず信頼できると思います。まして、その臨床例や体験談が多ければ多いほど、その治療院、治療家の腕は信頼できるのではないでしょうか。

# 第2章

# 「背骨を5分ゆらす」だけで痛みが消える！

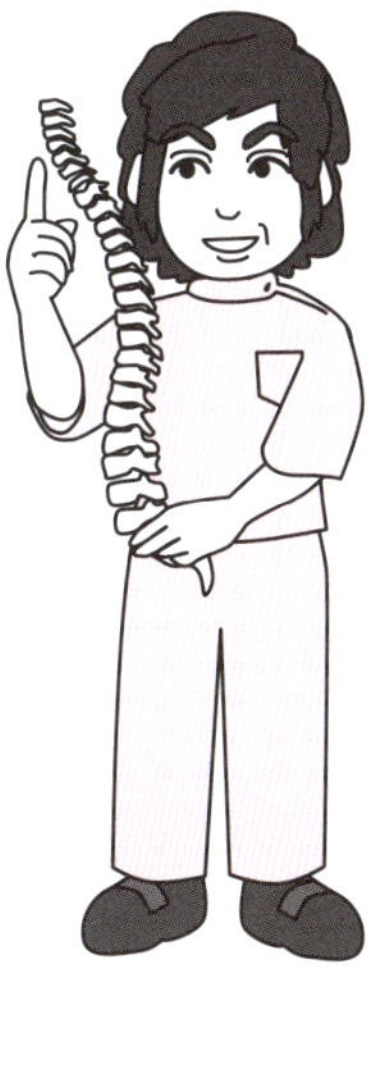

# 上部頸椎カイロプラクティックにたどり着くまでの道のり

さて、ここからは私が開発したDRT「5分間背骨ゆらし」がどのような調整法なのかについて詳しく説明していきたいと思います。

まずは、DRTを開発するまでの経緯から簡単に述べておきます。

第1章で簡単に述べましたが、カイロプラクティックは次のような発展を遂げてきています。

まず、1895年にアメリカ人のD・D・パーマーによって世界で最初にカイロプラクティックが誕生。D・D・パーマー亡き後、息子のB・J・パーマーに引き継がれ、B・J・パーマーは父の残した「脊柱のアジャストメント（調整）」をさらに発展させる形で「上部頸椎カイロプラクティック」を開発。1930年に上部頸椎のみのアジャストメントを提唱しました。

その後、孫のD・D・パーマー3世の時に、カイロプラクティックが科学的に認められ、法制化されました。

初期のカイロプラクティックを発展させたものが、上部頸椎カイロプラクティックで、この手技については今、日本でも少しずつ知られるようになってきています。

実は、私がアメリカのシャーマン大学（正式名称はサウスカロライナ州シャーマンストレートカイロプラクティック大学）で学んだのは、この上部頸椎カイロプラクティックです。

日本人初の奨学生として24歳で留学し、上部頸椎カイロプラクティックの世界的第一人者といわれるトーマス・ジェラルディ先生に師事し、直々に伝授を受けました。

本来は4年間かかるところ、腕を認められて、特別に半年間集中プログラムを受講することができて修了証をいただいたのですが、留学中には上部頸椎スペシフィック・カイロプラクティックの日本代表にも選ばれました。スペシフィックとは特性のあるという意味で、まさに上部頸椎だけに特化したカイロプラクティックです。

# 上部頸椎がずれると脳神経システムに障害が起きる

**上部頸椎カイロプラクティック**を簡単に説明しておきます。

上部頸椎というのは、頭部を支えている、第一頸椎と第二頸椎のことです。頸椎は背骨のいちばん上に当たる部分ですが、ここは脳と体を繋ぐポイントで、成人で約5kgもある頭（頭蓋骨）を支えている小指程度の大きさの骨です。

通常、上部頸椎がずれてしまうと、補正的に背骨を中心にした全身の骨格が歪んでしまうために脳神経システムに障害が起こり、その結果全身にあらゆる不調が起きます。そこで、手技によるさまざまなテクニックを駆使して、この**第一頸椎と第二頸椎の椎骨（一つひとつの骨のこと）の状態をチェックしたうえで的確に調整し、ずれによって阻害されている脳からの神経伝達を正常な状態に修復していきます。**

上部頸椎カイロプラクティックでアプローチするのは、あくまで上部頸椎だけです。

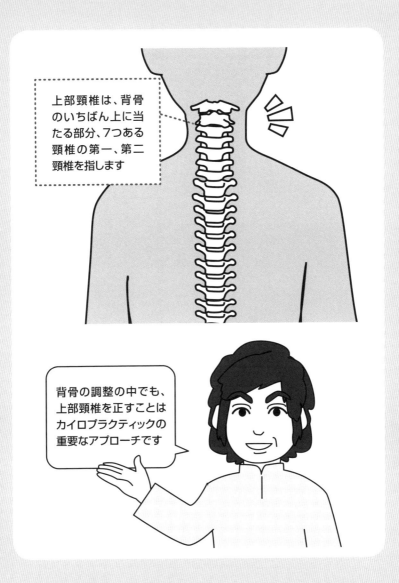

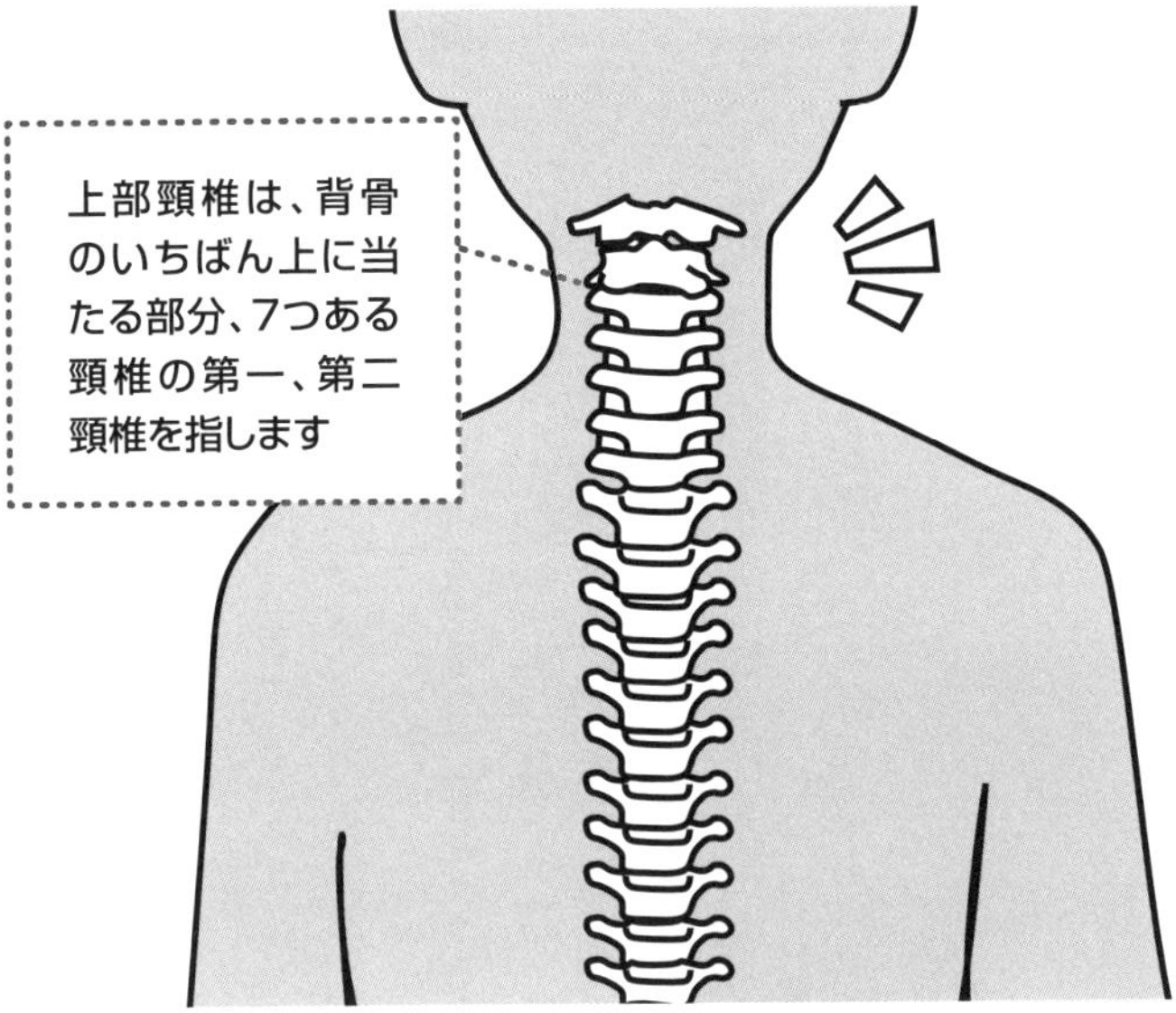
上部頸椎は、背骨のいちばん上に当たる部分、7つある頸椎の第一、第二頸椎を指します

背骨の調整の中でも、上部頸椎を正すことはカイロプラクティックの重要なアプローチです

## 臨床現場で見つけた発想の転換「頸椎に触らない施術」

上部頸椎カイロプラクティックの施術は、専用のベッドに寝てもらってうつ伏せか横向きで頭部に対して施術をするため、背中や全身をボキボキすることもありません。施術時間はほんの一瞬、上部頸椎を調整したら、後は患者さんの自然治癒力にまかせます。

但し、この上部頸椎矯正は、検査に非常に時間がかかるだけでなく、習得するのに膨大な時間を要する最難関の手技でもあります。本場で研鑽を積んできた私は、テクニックには自信があったので、帰国後、さまざまな症状の患者さんにこの施術をしていきました。

ところが、学校で勉強した通りにならないケースに度々遭遇し、正直、頭をかかえることになったのです。

臨床現場では、「結果」がすべてです。

当初の私は、上部頸椎を調整すればどんな難病も一発で治ると思っていたのが、現実はそんなに甘くはなかった……。

唯一最強と思っていた自分の手技が通用しないケースが多々ありました。しかも、経営していくのも大変で、日本では相談できる師匠もいないため、結局、自分で試行錯誤を重ねていきました。

上部頸椎を調整後、足の長さが揃っているのに症状が改善しないのはなぜか？

症状に応じたテクニックを使って調整しているのに、改善しないのはどうして？

もしかしたら、うつ伏せになって直接背骨を調整したほうが効果が高まるのでは？

そんな疑問点を解決するために、あるとき発想の転換をしてみました。**それまでは症状を追っていたのを、症状を追わずに、調整の指標を上部頸椎から上部胸椎や背骨全体へと変え、「頸椎をいじらない」という理念に反する施術を試みた**のです。すると、自分でも驚くほどの変化や効果が見られました。

# うつ伏せで調整を行うことで施術がさらに進化した！

私が試行錯誤を重ねる中で気づいたのは、次の点です。

**1　背骨は一つのユニット（集団、単位）であり、その先端部の上部頸椎に全身の情報が集まっている**

**2　上部頸椎へのアプローチだけに限らず、逆のアプローチも可能である**

**3　上部頸椎を一切触らないで背骨からアプローチしても、ユニットである以上、結果的に上部頸椎のバランス調整もできる**

私は改めて背骨の大事さに注目し、最初はうつ伏せで上部頸椎だけへの施術だったのが、うつ伏せで背中への施術（背骨調整）をメインで行うようになって、どんどん結果が出せるようになっていきました。

つまり、**「体の痛みの原因は上部頸椎の歪みにある」**という考え方に立ったうえで、**実際の施術では背骨を矯正することによって、結果的に上部頸椎の歪みも調整できることがわかった**わけで、まさに逆転の発想です！

それと同時に、触診可動性検査についても改めてその重要さを再認識し、さらに極めるべく、徹底して椎骨のずれ方のパターンを細かく調べていきました。

頭部の椎骨のずれ方は第一頸椎だけで12通り×第二頸椎14通りもあり、従来の検査法では不十分だったからですが、自分で臨床研究を重ねながらオリジナルの検査法（第3章で詳しく説明します）をつくるまで、10年近くかかりました。そこでわかったのは、背骨のずれは、前後、回転、傾きの三つの要因によって生じているということでした。

こうして完成したオリジナルの触診可動性検査と背骨全体への的確なアプローチによって、より短時間で最高の結果を出すことができるようになったのです。

# DRT「5分間背骨ゆらし」の何がすごいのか？

私が上部頸椎カイロプラクティックをベースにして試行錯誤を重ねてわかったのは、体全体の神経・筋・骨格系の働きを正常に戻すには、ひとつながりのユニットである背骨全体のバランス調整が的確になされることが最も重要であり、そのほうが早いということです。

今はクレニアル（頭蓋骨調整）などのテクニックを使っている施術者の方も増えているようですが、背骨が的確に調整されれば、結果的に頭蓋骨のバランスも調整されます。

ここまでの説明で、難易度の高い上部頸椎矯正を誰でもできるほど簡単に進化させたのがＤＲＴ（ダブルハンド・リコイル・テクニック）であることがおわかりいただけたかと思います。

意味は、文字どおり**「両手（ダブルハンド）を使って跳ね返る（リコイル）ような手技（テクニック）」で、上部頸椎カイロプラクティックと違ってうつ伏せでの施術がメインで、背骨を5分程度ユラユラゆらすだけのとてもシンプルな調整法**です。

開業30年以上の経験と実績、そして上部頸椎カイロプラクティックを徹底研究することによって２００３年に完成したＤＲＴ「５分間背骨ゆらし」。その主な特長は次のとおりです。

**メジャーとなる背骨のずれはもちろん、補正的な骨のずれまで含んだ骨格全体のずれの的確な調整ができ、それによって自然治癒力（イネイト）の働きがより高まることが確認できる。**

実際の治療院での施術では、患者さんの背骨のずれの特定から、施術終了までの時間は皆さん同じで、約5〜10分ほど。患者さんのその場の症状は追わないので、主訴や患部に関係なく、やることはただ背骨の調整、つまり、腰椎から胸椎、そして上部頸椎までの間を両手を使ってゆらしていくだけです（具体的なやり方は第４章で詳しく説明します）。

# DRT「5分間背骨ゆらし」はカイロプラクティックに革命を起こす！

DRT「5分間背骨ゆらし」を行うとどうなるのか？

その結果、背骨、骨盤、顔面顎関節、頭蓋骨、四肢関節等々のバランスまで取れていきます。しかも、施術はほとんど痛みがなく、むしろ心地いいです。

施術終了後には、本来こうあるべきだという背骨の状態になっているのを患者さん自身にも確認してもらえるので、皆さん驚きながらもすぐに納得されます。

そのあと大切なことは、その良好な状態をいかに自分で維持・増進していけるかです。

わずか5分間背骨をゆらすだけで骨格全体のバランスがはかられて自然治癒力がオンになり、その結果、いろんな痛みや症状がどんどん改善していくDRT「5分間背骨ゆらし」。

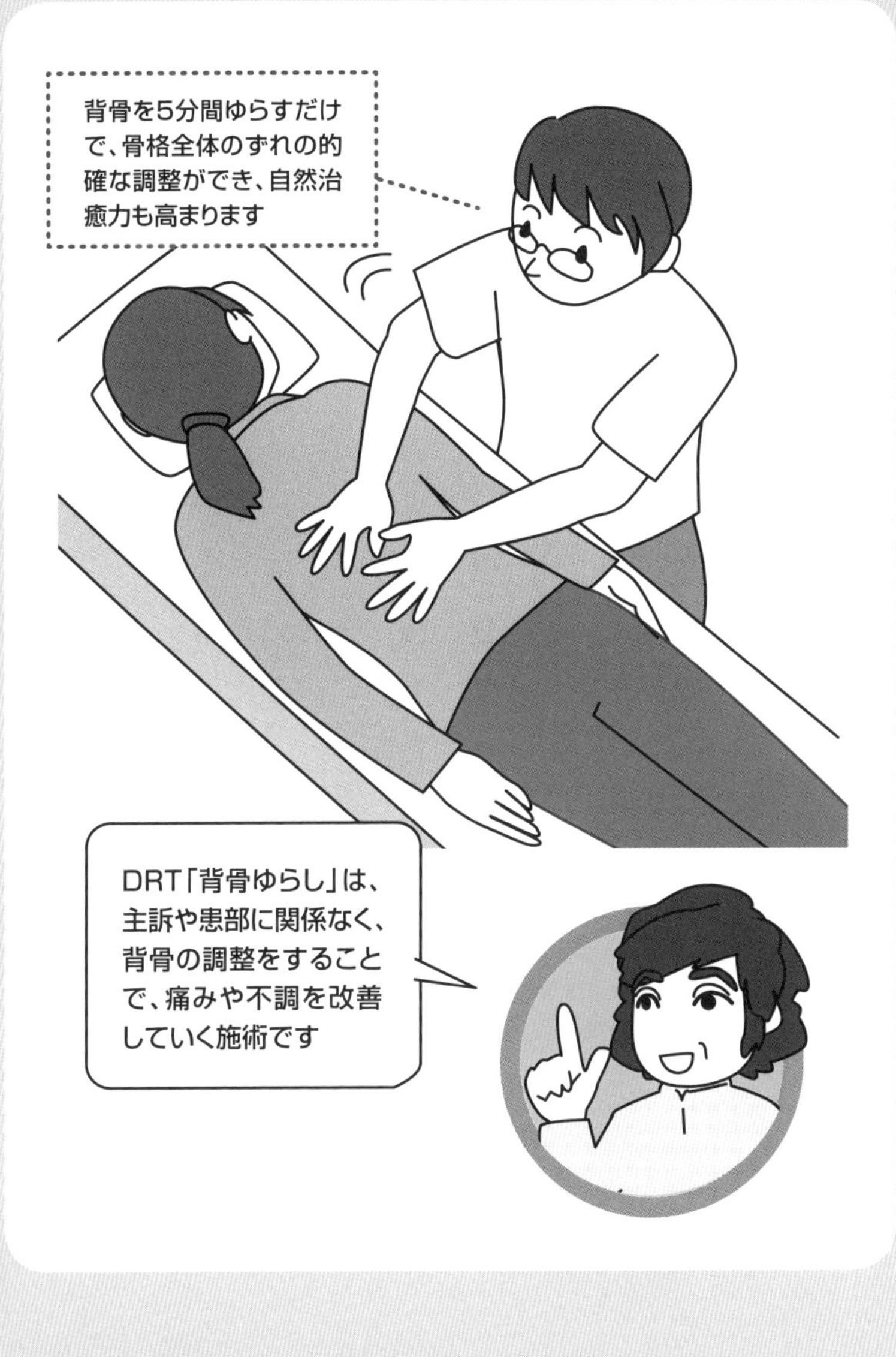
背骨を5分間ゆらすだけで、骨格全体のずれの的確な調整ができ、自然治癒力も高まります
DRT「背骨ゆらし」は、主訴や患部に関係なく、背骨の調整をすることで、痛みや不調を改善していく施術です

私としては、ただ目の前にいる患者さんに対して、「今のつらい痛みを取ってあげたい」という思いだけで施術にあたっているのですが、「病院では異常がないといわれた」「すぐに手術をしたほうがいいといわれた」というような患者さんまでもが数回の施術で痛みが消えていくことから、「ゴッドハンド」「天才カイロプラクター」などと呼ばれたり、まるで神業のように驚かれます。

そのおかげもあってか、日本各地から患者さんが殺到し、重症の方や慢性症状を抱えた人たちの「駆け込み寺」のようになり、そのため各界の著名人や芸能人にもお忍びで施術を依頼されたり、テレビにも出演させていただきました。

私自身、**この手技（DRT）は、治療院業界に革命を起こした**といっても大げさではないと自負しています。なぜなら、最短で最高の結果が出せるからです。

**わずか5分間背骨をやさしくユラユラゆらす簡単なアプローチで、脊柱、骨盤、頭蓋骨、四肢関節まで……全身の歪みを一気に整えて、骨や筋肉の状態を改善し、壊れた脳神経システムを正常化する。それゆえ、たった1回の施術でも痛みが消えるケースがとても多い**のです。手技自体はシンプルですが、実はとても奥が深いです。

# 従来のカイロプラクティックと異なり体全体の骨格バランスが回復する

従来のカイロプラクティックといったい何が違うのか？　もう一度、復習をかねて説明しますが、専門的な話は避けて、できるだけ簡単にお話ししてみましょう。

**従来のカイロプラクティックでは、自然治癒力を発動させるポイントとして「限定したところ」にのみにアプローチしていくのに対して、ＤＲＴでは、脊柱を26個のパーツの集まりではなく一つの機能体として捉え、「全体」にアプローチをすることで、脊柱全体を調整します。これによって脳を活性化し、神経系の感覚・統合・運動機能を回復させるのです。**

体全体の骨格のバランスが回復すれば、必然的に足まで含めたすべての器官や臓器に対する刺激が適切にコントロールされて、体と脳の神経伝達も正常化します。そうすると、脳の働きが回復して、自然治癒力が１００％活性化するのです。

ＤＲＴをさらに進化発展させるべく、私自身も日々研鑽を積んでいるのはもちろんのこと、この調整法をマスターしてくださったプロの先生方はすでに全国で３０００名を超えています。

そして、ＤＲＴを愛する治療家の方々による「日本ＤＲＴ協会」も発足していて、より優れた治療技術の向上を目指し、月間ＤＲＴオンラインなどで最新の技術に乗り遅れることなく技を磨いています。さらにＤＲＴの技術を習得したインストラクターや認定院が増えることによって、治療革命の波は大きく広がっていくことでしょう。

## 短時間で抜群の効果が出る理由は「脳のデフラグ」にあった！

もちろん、治療革命というからには、それなりの根拠がなくてはなりません。

**DRTが短時間で抜群の効果が出せるその根拠は、「脳のデフラグ」にあります。**少し専門的な視点から、若干補足説明をしておきます。

背骨を5分間ゆらすだけで、なぜ神経や脳の働きが改善されるのか？　それは、前章で述べたとおり、背骨の中には脊髄という神経の束が通っているからです。背骨（脊柱）がずれていると、一つひとつの骨の動きが悪くなって神経を圧迫してしまうので、痛みが生じたりさまざまな不調を招くということはもうおわかりでしょう。

背骨と脊髄、そして脳との関係について見てみましょう。

まず、背骨の正式な名称は「脊柱」、もしくは「脊椎」といいます。前述したように、脊椎は、頸椎、胸椎、腰椎、仙骨の4つの領域に区分けされます。

一方、「脊髄」は、脊椎（背骨）の中を通っている神経組織のことを指します。こちらは骨とは違って、一度切れてしまうと二度と引っ付くことがありません。つまり、脊髄は脳から伸びて背骨（脊椎管）の中を通っている中枢神経で、脳と全身に指令を送る神経系統の中心的な働きをしています。

次に、脳との関係です。脳は体の司令塔として、３６５日24時間働きながら全身を管理しています。食事を消化・吸収したり、汗、尿、便などを排泄したり、湿度や温度に対応したり、生命を維持する働きもすべて脳が管理しているわけです。

こうした脳からの指令を伝達する神経のうち、自分の意思とは無関係に各器官を働かせているのが自律神経で、自分の意思で自由にコントロールできる器官に関わっているのが中枢神経（脳脊髄神経）です。自律神経（交感神経と副交感神経）も中枢神経も脊椎の中を通っていて、脳脊髄と繋がっています。

まとめると、こういうことです。

**「背骨（柱）が歪んでいる」ということは、脊椎の関節の動きが悪くなっている状態。自律神経や中枢神経（脊髄）を圧迫して、それらの働きを阻害してしまい、体と**

**脳の情報伝達に障害が起きて、感覚・統合・運動に関する機能も低下してしまう。**

たとえば、脊椎や股関節、足部には圧受容器というセンサーが備わっていて、常にその関節の位置情報を脳に提供していますが、関節の動きが悪くなると当然脳へ送る情報量も低下して、情報処理の働きも阻害されてしまいます。骨格や関節の動きが悪いと、神経の伝達システムを妨げて脳の機能が低下し、そのためにさまざまな不調を招くことになります。

これをコンピュータにたとえると、著しく情報処理機能が落ちた状態です。

パソコンは長期間頻繁に使用していると、データを消したり新たなソフトをインストールしたりすることで、メモリの中に隙間ができて処理能力が遅くなります。そこで、遅くなったパソコンの処理能力を回復させるには、「デフラグ」機能を使って、情報処理のスピードを速める必要があります。

このパソコンのデフラグに当たるのが背骨の調整で、**DRTはまさに「脳のデフラグ」なのです。神経系の障害を取り除くことで、体と脳の情報処理がスムーズに行われ、自然治癒力もフルに活性化します。**

# 副交感神経が優位になって全身の筋肉がリラックスする

実際、DRTで背骨を調整するとさまざまな身体症状が改善していくのはもちろん、精神面でも良い反応が起こります。それは、自律神経のバランスが整うからです。特に**DRTでアプローチしていく上部胸椎は、呼吸中枢と関連が深く、そのため施術後は呼吸が深くなり、緊張が和らいで交感神経と副交感神経のバランスが整うのです。**

上部胸椎は、肺、食道、心臓部周辺なので、上部胸椎のバランスがとれると呼吸も楽になるわけですが、患者さんの多くは呼吸が浅く、体のあちこちが過度に緊張しています。これは交感神経優位の状態で、全身にも不必要な力が入った状態です。まるで、無意識に自分の拳をずっと強く握り続けているようなもの。このような状態では、深くゆったりとした呼吸はしづらく、浅くて速い呼吸になってしまいます。

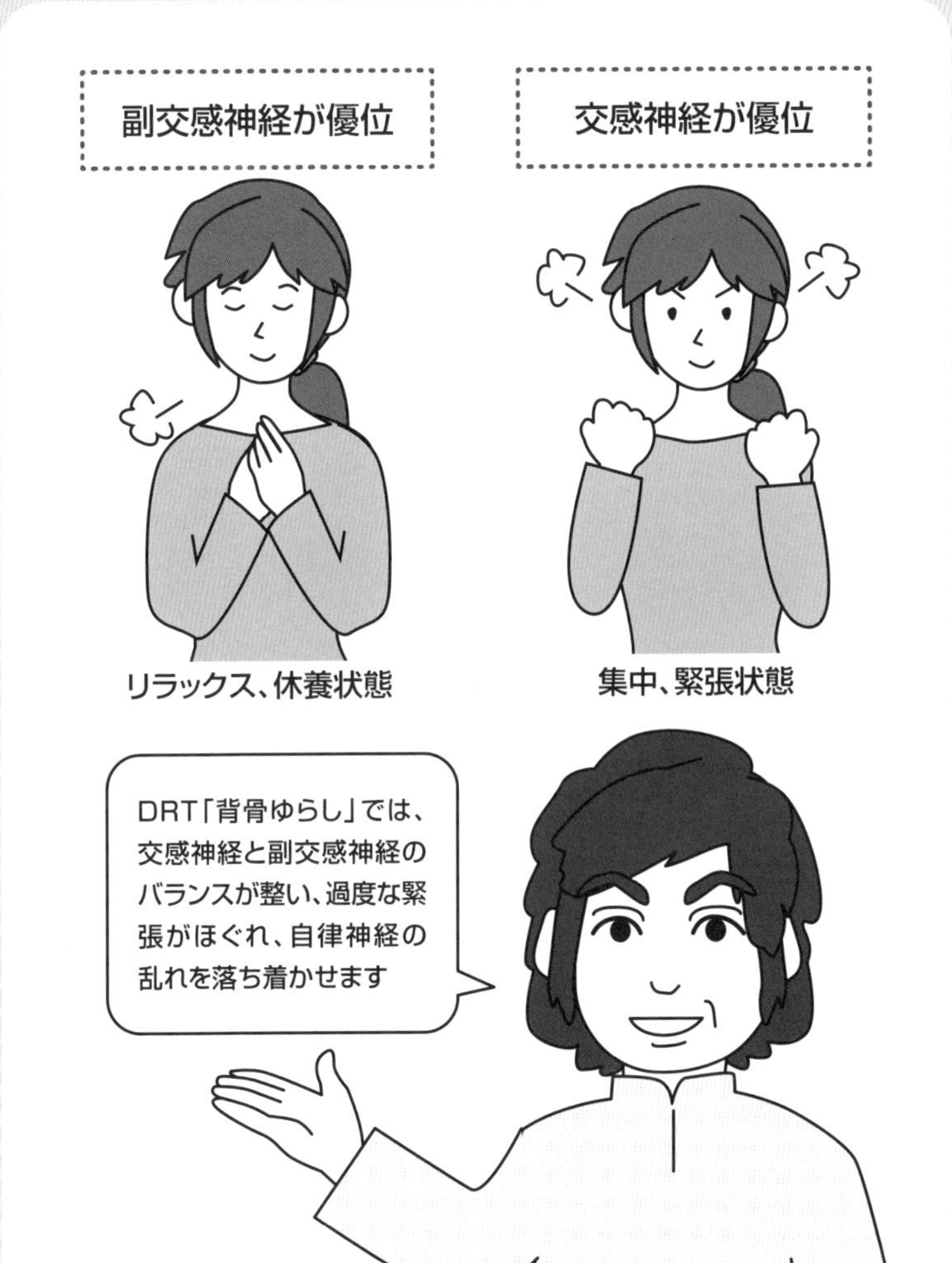
副交感神経が優位
交感神経が優位
リラックス、休養状態
集中、緊張状態
DRT「背骨ゆらし」では、交感神経と副交感神経のバランスが整い、過度な緊張がほぐれ、自律神経の乱れを落ち着かせますところが、それがＤＲＴの施術後には副交感神経優位になって、呼吸が深くなり、あれほど緊張していた体、筋肉もフーッと緩んでいくのです。

肩の僧帽筋や太腿裏側の大腿二頭筋、ふくらはぎの下腿三頭筋はもちろんのこと、全身の筋肉が弛緩します。

このことからも、ＤＲＴ「５分間背骨ゆらし」は、呼吸を深めて体を緩める効果も絶大であることがおわかりいただけるかと思います。

世の中には素晴らしい呼吸法がたくさんあると思います。しかし、呼吸のやり方ばかりに意識が取られてしまうと、交感神経にスイッチが入って、なかなか深いリラックス状態に入れないこともあるのです。

# 第3章

# DRTは痛みの改善程度もチェックできる

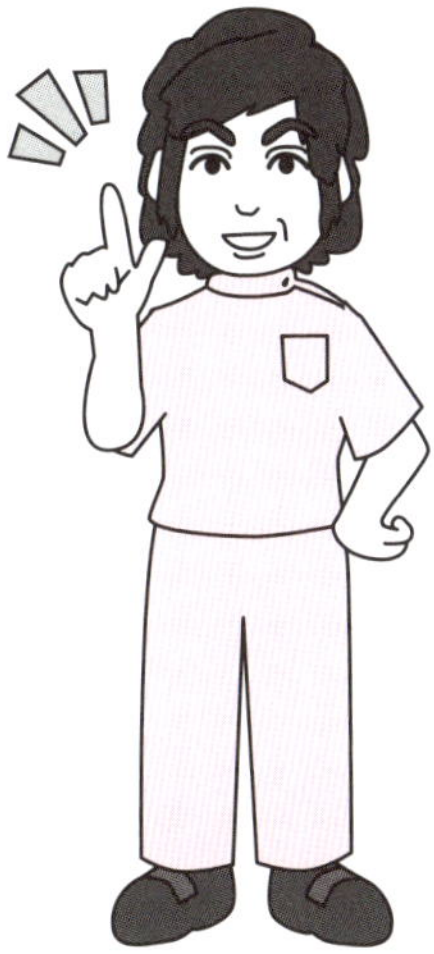

# なぜ患者さんに不安を与えてしまうのか？

これまでいろんな施術・治療を受けてきたけれど、どれも実際にどれだけ効果があったのかはよくわからない。今、自分の体がどんな状態で、これから先どれだけ施術を続けなくてはいけないかもわからないので、とっても不安。

そのような経験をされている方も多いのではないでしょうか？

施術する側が、患者さんに対してそんな疑問や不安を与えてしまっているとしたら、次のような理由が考えられます。

それは、治療家自身が「確たる指標」を持っていない。そのため、1回ごとの施術で、今、患者さんの体がどんな状態であり、施術後、どのように変わったかも的確につかめていない。したがって、明確な予後の見通しが立てられない。

内心、「この施術はどれだけ効果があるのだろう？」「この先生にまかせていて大丈夫なのかな？」と思われてしまう理由は、まさにこの点にあるのではないでしょうか。

だから、ついつい長時間の施術になってしまっている。

しかし、**いくら長時間の施術を受けていたとしても、施術前後の変化が確認できる確たる指標と患者さんの実感が伴わなければ、信頼には繋がりません。**

また、患者さんに対して、「あなたの今の状態はこのようになっています」と情報を共有したうえで、予後についても「だいたいあと○○回くらいで安定するでしょう」とちゃんと伝えられなければ、患者さんの不安はぬぐえないでしょう。

**DRTは、そのような曖昧な施術とは正反対です。**

**つまり、施術の前と後で患者さん自身にその違い（効果）をはっきりと実感していただけるのが最大の特長です。**そのうえで、個人差はあるにせよ、患者さんは「これが正常な背骨の状態」であることを認識する。治療家は正常な状態をキープするためにあとどのくらい来院すればいいか、どのようなことを心がければいいかを伝えるので、患者さんは安心して施術を受けることができるのです。

# 患者さんが効果を実感できるDRTオリジナルの検査法

なぜこうしたことが可能かというと、DRTには施術前後の変化を見極めるための確たる指標とそれに基づく検査法があるからです。これは**他の療法にはない、まったくオリジナルのもので「三大指標検査」といいます。**そこで、DRTのプロが用いている三大指標検査がどういうものか説明しておきましょう。

**三大指標検査では、僧帽筋、下腿三頭筋、第二頸椎の横突起の圧痛を検査します。それらの圧痛が強ければ強いほど、不調であることがわかります。逆にまったく痛みを感じない状態であれば、とても健康な状態だといえます。**

腰痛や肩こりや頭痛、ストレスの多い人たちは必ずこの三大指標検査をすると、飛び上がるほど痛がります。それがあら不思議!? DRTで背骨を5分ゆらして三大指標検査をすると驚くほど圧痛が消えています。

これらの圧痛が消えた状態は、人体の自然治癒力が正常な状態に戻った状態です。そうなれば、ひと晩寝るごとに体はどんどん良い状態になっていきます。

DRTの目的は　背骨を5分間ゆらすことで、自然治癒力を最大に発揮させることです。その結果、主訴を追わなくても自然治癒力が主訴を素早く改善させてくれます。

**三大指標検査は、その人の自然治癒力が正常に働いているかどうかを調べるための検査です。**

三大指標検査の圧痛が強い人は自然治癒力が働いていないので、常に慢性痛に悩まされていたり、内臓疾患から来る腰痛を患っていたり、長年患っている症状がなかなか改善しないのですが、DRTで自然治癒力を最大化することで、三大指標検査の圧痛が消えていきます。それは自然治癒力が正常に戻り、どんどん健康な体になっていくということにほかなりません。

## 〈伏臥位検査・三大指標検査〉

うつ伏せになっていただき、ふくらはぎ（下腿三頭筋）の圧痛を調べます。足首からふくらはぎにかけて下から1番目、2番目、3番目、4番目……と4か所、手のひらの付け根の部分で横に切るような動きで圧痛を調べていきます。

その際、「右と左とどちらが痛いですか？」「右の何番目が痛いですか？」など、圧痛の場所を確認して患者さんと痛みを共有することがとても大切になってきます（83ページ・写真①）。

続いて、僧帽筋の圧痛をチェックします。首の付け根から外側に向かって、1番目、2番目、3番目……と、親指と人差し指で僧帽筋をピンチでつまむように圧痛を調べていきます（83ページ・写真②）。

その際も「右と左とどちらが痛いですか？」「何番目が痛いですか？」と確認します。施術後に、その痛みがどれだけ消えているかを患者さんと共有して確認するためです。

最後に、いちばん重要な第二頸椎の横突起を左右から触診します。この時も「右と左、どちらが痛いですか？」と確認します（83ページ・写真③）。

# 三大指標検査

術前と術後に同じ場所を押圧し、痛みの加減をチェックします。
術後、ほとんど痛みが軽減していることで、
ＤＲＴの効果を確認できます

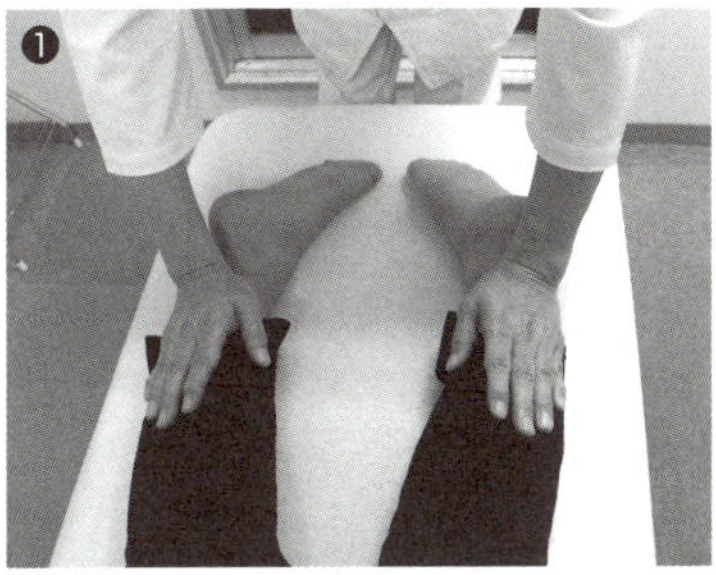

アキレス腱からふくらはぎにかけて、４カ所程度、両手で押圧します

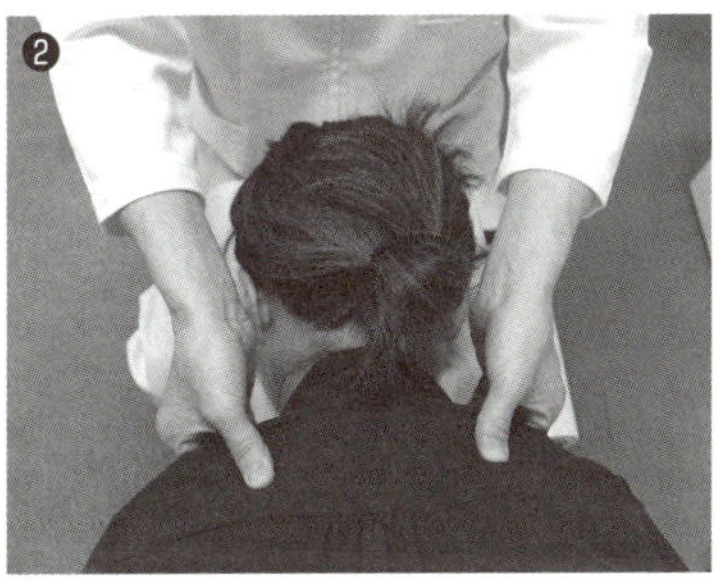

僧帽筋から肩甲挙筋までを３カ所、両方の親指で押圧します

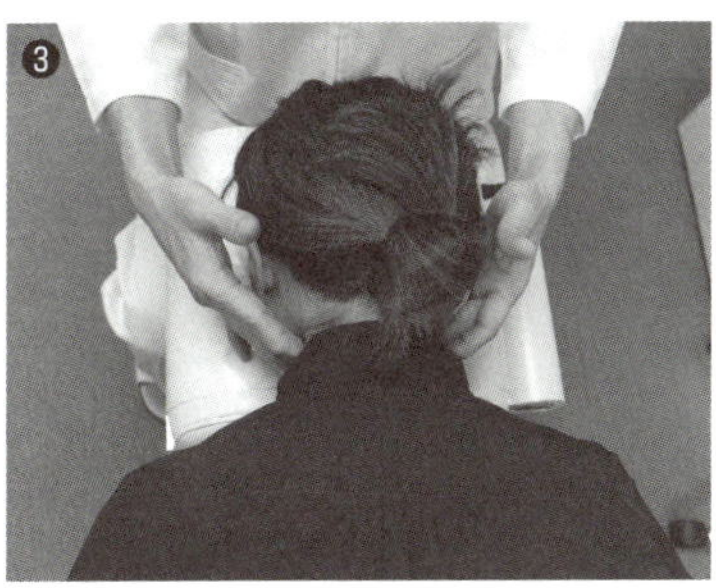

第二頸椎の横突起を左右から人差し指、中指で押圧します
（一般の方には上部頸椎検査は難しいので、第４章では省略しています）

**この「第二頸椎の圧痛が左右のどちらにあるのか？」がとても重要で、これによって背骨をゆらす際に、左右のどちら側からゆらすのかが決まります。**

調べるのはあくまでも圧痛です。ずれを調べるわけではありません。

**〈調整〉（施術）**

体の力を抜いてリラックスしてもらうように促し、施術者は三大指標検査で第二頸椎の横突起に圧痛があった側に立ちます。

患者さんの骨盤の上に両手を当て、施術者から見て前方にゆらしながら、骨盤と腰椎の調整（アジャストメント）を行っていきます。

骨盤から始まり上部胸椎までを（頸椎に触れることはしません）、両手で合計600回ゆらします。

**〈施術後の検査・三大指標検査〉**

うつ伏せのまま、調整前に確認したふくらはぎ（下腿三頭筋）の圧痛を、同じ力で

# DRT「背骨ゆらし」施術

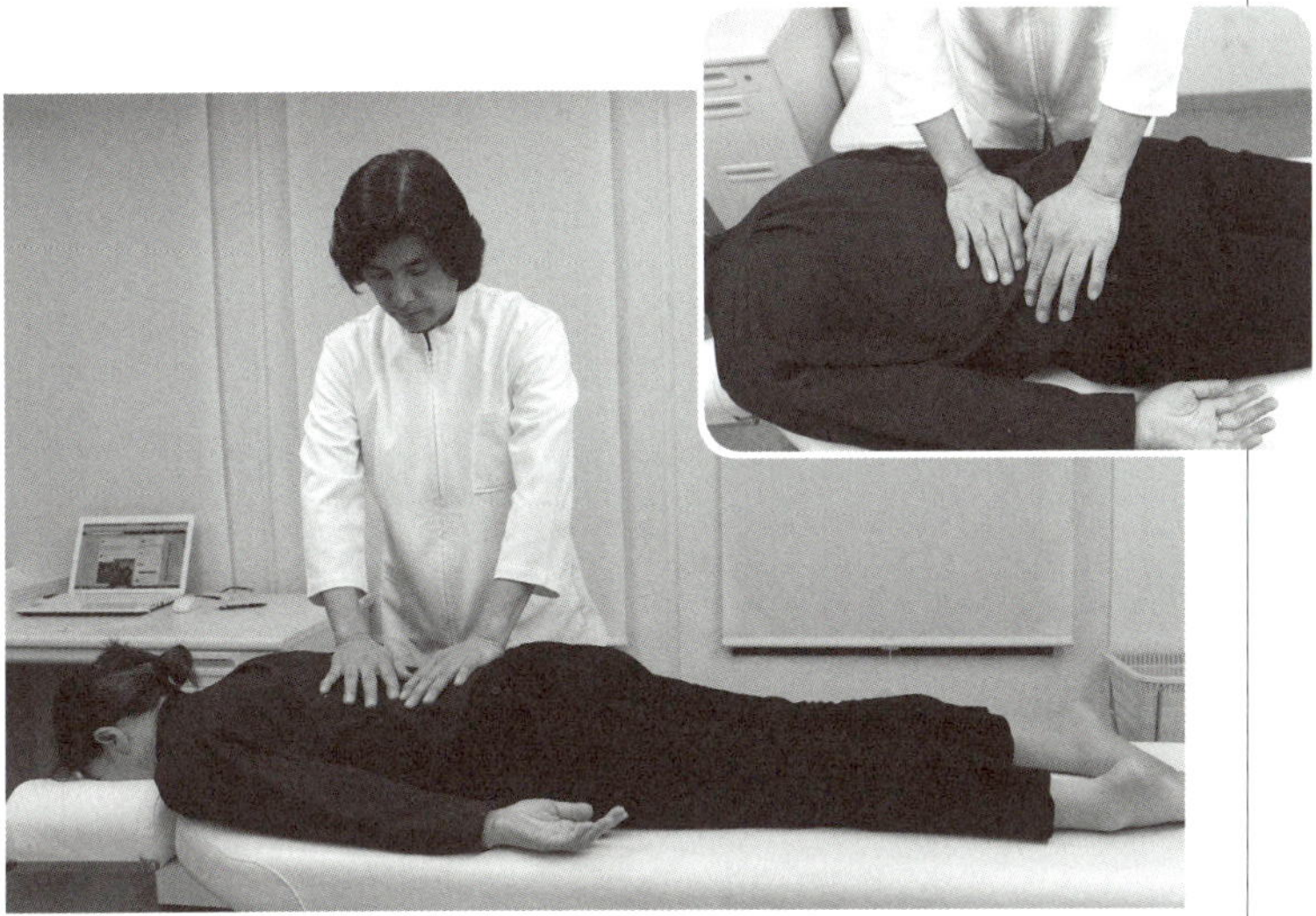

腰部から胸部にかけて両手で600回ゆらします
(詳しくはP104参照)

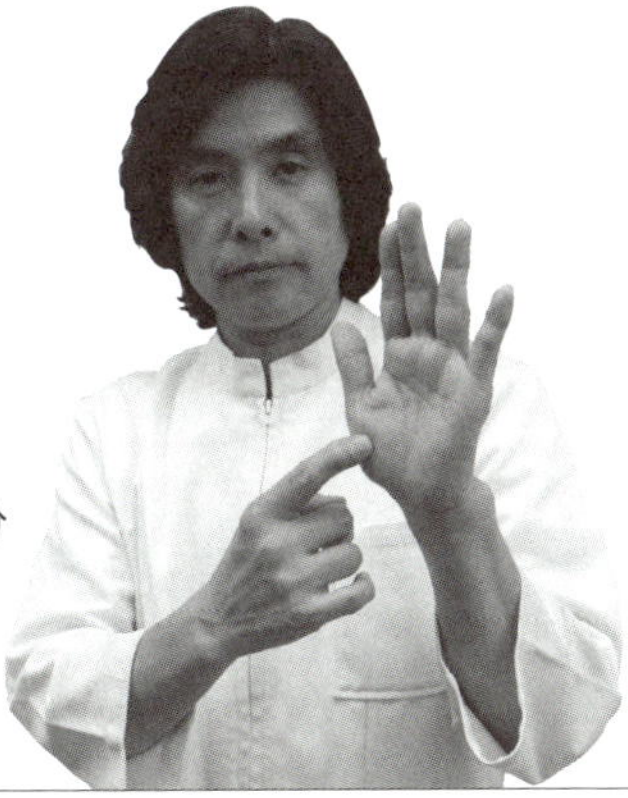

手のひらの付け根の部分を使ってゆらします

調べていきます。同様に僧帽筋の圧痛も検査します。

術前検査では「痛い！」と叫ぶほどだった圧痛が驚くほどに軽減しているのを、ほとんどの人が実感されるはずです。

ここで大切なのは、いかにこの調整後の状態を保って安定化させるか、です。そこで、患者さんの状態によっては普段の姿勢や運動についてのアドバイスをします（第5章参照）。

また、本書は読者の方が、ご自宅でもDRT「5分間背骨ゆらし」を実践していただくことを前提にしています。したがって、三大指標検査の中で「上部頸椎」のチェックは、位置を探すのが比較的難しいことから、本書では上部頸椎の代わりに肩甲挙筋（肩甲骨の上角部の内側）のチェックを推奨することにします。

私のセミナーで学ばれているプロの施術者の皆さんには、仰向けで行う「仰臥位検査法」も学んでいただきますが、読者の方には、うつ伏せでのチェックだけでも、十分に効果を感じていただくことができるはずです。やり方などの詳細は、第4章で紹介します。

# 慢性化している人ほど痛いところと違う部分が悪くなっている

このDRTオリジナル検査は、それぞれポイントとなる部位を手で押しながら（押圧）、上部頸椎のずれと背骨のずれの相関性、さらに主訴との関係を見ていくわけですが、そこで**痛みを感じたり、動き（可動性）が悪い場合、どのくらい自覚症状があるかを確認することによって、患者さんの体が今、どんな状態にあるかがわかります。**

下肢検査では、すねのむくみ、すねの横の筋肉、膝まわり、腿の前面・正面・左右・裏側、ふくらはぎ、アキレス腱などの可動性や痛み（圧痛）やこり（硬結）のチェックをして、施術前後でどの程度痛みが軽減できたかを患者さんに数字で示してもらいます。たとえば、術前の痛みを10だとすると、術後6くらいになったという具合です。

この検査で、背骨の歪みの負担が顕著に出ている場所がわかるのですが、**こじれて**

**慢性化している患者さんほど、主訴部位と本当に悪いところがぜんぜん違っていることがあります。慢性化しているということは、それだけ悪いクセや習慣があるわけですが、それは、無意識に原因部分をかばっているために主訴になっているわけ**です。

そのようなことを患者さんにもはっきり実感してもらえるのが、「第二頸椎」「僧帽筋、肩甲挙筋」「下腿三頭筋」の三大指標検査なのです。上部頸椎の重要さについては前に説明しましたが、第二頸椎だけでなく、僧帽筋や下腿三頭筋も重要だということに気づいたのは、私なりに触診可動性検査を極めていったからです。

肩こりの原因になる筋肉として知られている僧帽筋は、胸椎と連動しあっているため、胸椎がずれていると僧帽筋の動きも阻害されます。また、僧帽筋と連動している肩甲挙筋の状態も指標になります（第4章を参照）。

下腿三頭筋は、今でこそ「第二の心臓」と呼ばれるほど重視されるようになりましたが、私がDRTを開発した当時はまだ下腿三頭筋に着目する治療家は皆無に等しい状態でした。

この二つの筋肉は、骨格全体の歪みがもたらす筋肉への影響から見ると、第二頸椎とともに重要なポイントであり、治療効果を見きわめるうえでの指標になるのです。

# どこに行っても治らない重症患者が改善している

5分間背骨をゆらすだけの調整。そして、その効果についてもはっきりと確認ができる。それがＤＲＴの特長であることがおわかりいただけたかと思います。また、三大指標検査で新たな問題が発見できることもあり、その意味で予防にもつながります。

そんな当院には、４歳児から上は80代までのさまざまな痛みや症状を抱えた患者さんが毎日たくさんご来院くださっていますが、伝染性疾患と緊急手術が必要な場合以外すべて受け入れＯＫです。

**簡単、無痛、短時間で最大効果を上げるのがＤＲＴ「５分間背骨ゆらし」なので、手術しかないといわれたり、難病といわれるような症状の方も改善したケースも少なくなく、**また東京・御茶ノ水という場所柄、たくさんの医療関係者の方々にもご来院いただき、おかげさまで痛みや不調に悩む患者さんを数多くご紹介いただいています。

具体的な症例に関しては、なにしろのべ15万人以上もご来院いただいているので、はっきりいって、正確に覚えている症例はかなり限られます。

でも確実にいえることは、**頭痛、腰痛、肩こり、手のこわばり、関節痛（ひざ、ひじ、股）をはじめ、ギックリ腰、椎間板ヘルニア、頸椎ヘルニア、O脚、顎関節症、むち打ち、ひざ痛、腱鞘炎、リウマチ、四十（五十）肩、神経痛、自律神経失調症、めまい・耳鳴り、ゴルフエルボー、テニスエルボー、産後の骨盤矯正、内科的症状等々、ほとんどの方が1回〜数回の施術で痛みが消え、来院患者さんの9割以上が改善されている**ということです。

その一部は、当院のホームページにもご本人の承諾を得てそのまま掲載させていただいていますが、特に印象に残っているのは、明治生まれの当時92歳の患者さんのケースです。

山で転んでしたたか腰を打って、1年半〜2年ぐらい寝たきり状態でした。ご飯を食べるのも大変で、6時間おきに座薬を家族の誰かにお願いし、腰足をさすってもらっ

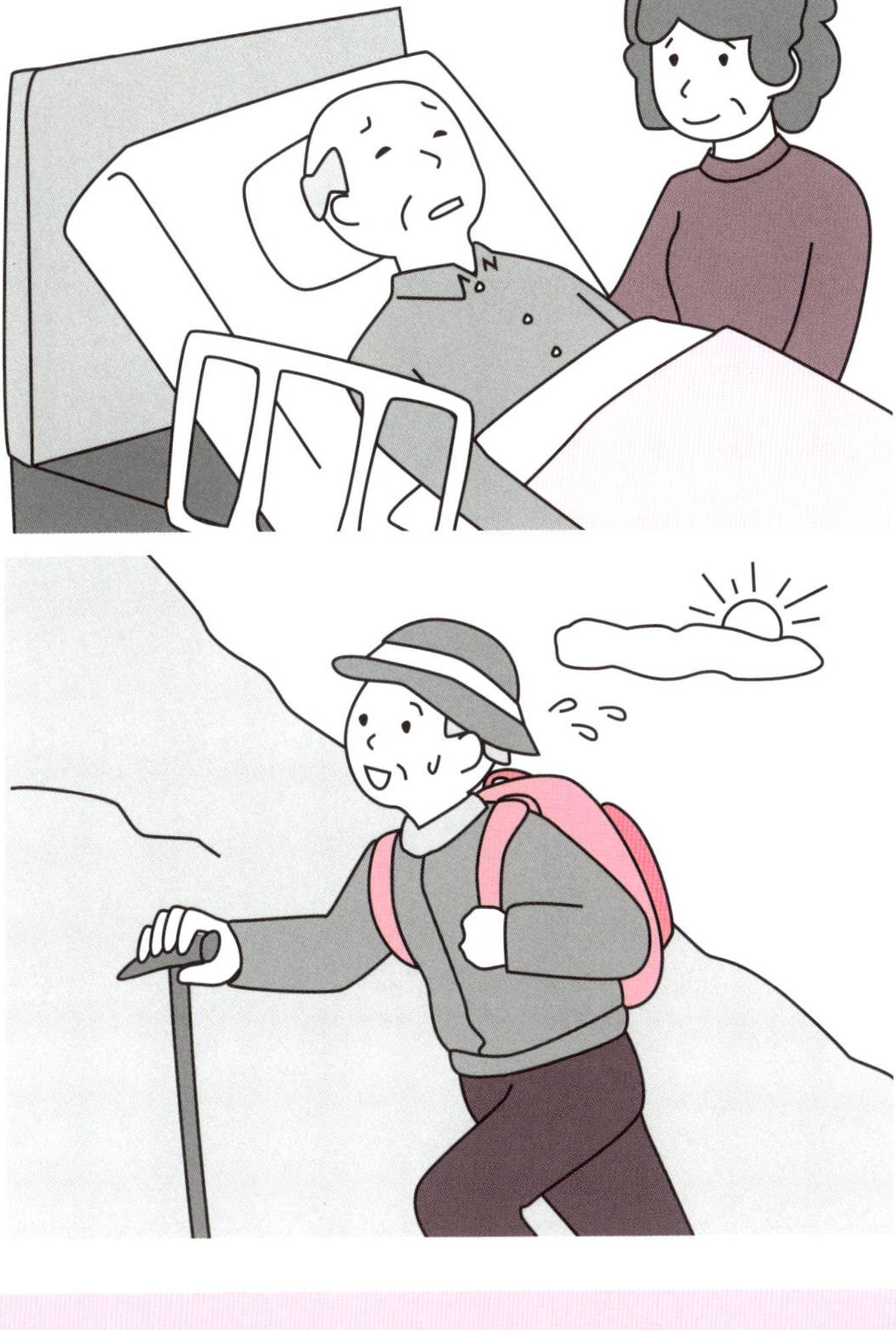

ていたそうです。

ご本人いわく、「部屋の横の廊下を誰かが通るだけで、耐えられないほどの痛みに襲われた」そうで、初診時には息子さん（65歳）におんぶされていらっしゃいました。1カ月ぐらいかかりましたが、ほとんど問題なく日常生活が送れるぐらいまで回復！あとで聞いたら、初診の2カ月後に、なんと手術の予定が入っていたそうです。あれだけひどかった状態が良くなったので、国立病院のお医者さまも不思議がっていたそうです（但し、面倒なので当院のことは告げていなかったそうです）。

寝たきりになる前は、あらゆる民間療法を試したそうですが、原因となった山登りも、趣味だった写真ももう撮ることもない、と諦めていたその患者さんは、回復後、好きな場所にカメラバッグを担いで行けるようになって、ある日、笑顔で一枚の写真を届けてくださり、それは今も記念に当院に飾っています。

そんなふうに、どの患者さんであっても、笑顔を取り戻してもらえることが、治療家としての何よりの喜びであり、また自信にもつながっています。

# 第4章

# 1日たった5分！家族で背骨ゆらしをしよう

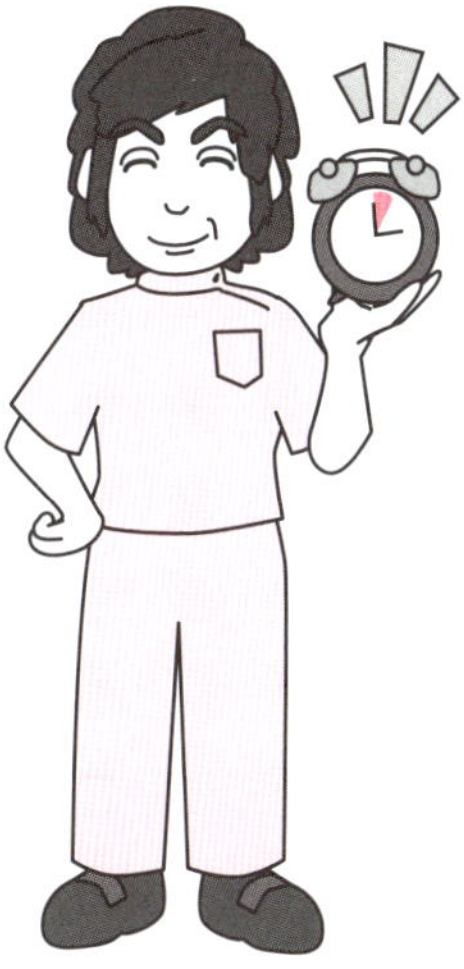

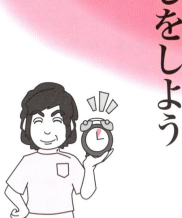

# 家庭では肩とふくらはぎをチェックしましょう

いよいよここから、**DRT「5分間背骨ゆらし」のやり方について、イラストを使って詳しくご説明していきたい**と思います。

但し、ご家庭でやっていただくために、これまでの説明の中で修正した点があります。

それは**三大指標検査のうち、痛みの状態を調べるチェックポイントである第二頸椎の横突起の検査を肩甲挙筋の痛みを調べることに置き換えた**ことです。左右の肩甲挙筋のどちらが痛むのかを調べることで、**左右のどちら側から背骨をゆらすのかを見極めます。**

なぜ第二頸椎を外したかというと、場所が探しづらいからです。ご家庭でやっていただく場合は、第二頸椎の代わりに肩甲挙筋の圧痛で対応できるようにしました。そ

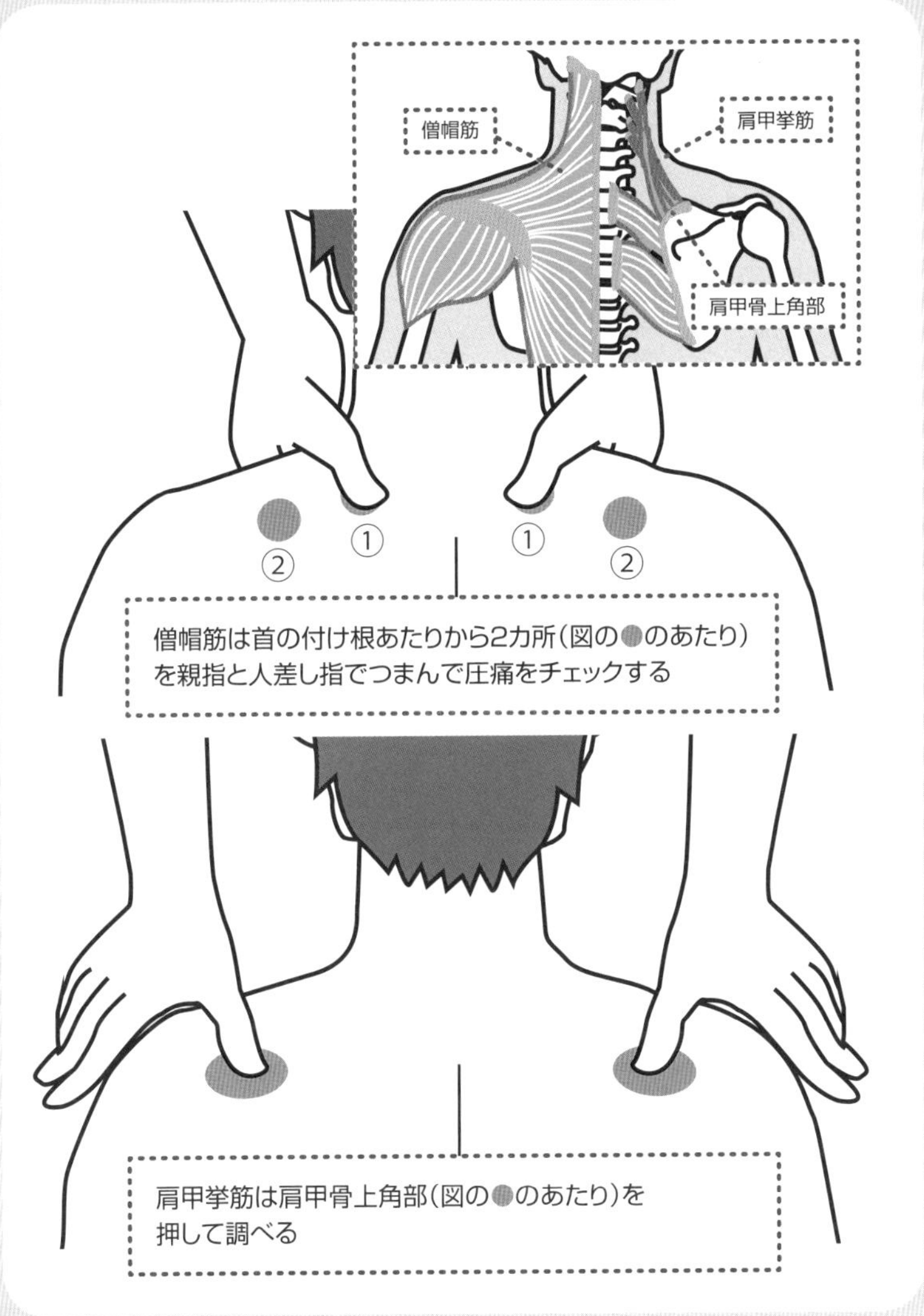


僧帽筋は首の付け根あたりから2カ所（図の●のあたり）を親指と人差し指でつまんで圧痛をチェックする

肩甲挙筋は肩甲骨上角部（図の●のあたり）を押して調べる

のほかは僧帽筋とふくらはぎの圧痛です。肩甲挙筋は、肩甲骨の上についている筋肉ですが、チェックポイントは、ちょうど肩甲骨の上角部内側の縁の部分となります。

**〈調整前後に確認する3つのチェックポイント〉**

1. 僧帽筋：95ページの図のように、背骨から外側に向かって親指と人差し指で筋肉をつまむようにして圧痛を確かめます。
2. 肩甲挙筋：95ページの図に示した肩甲骨上角部を親指で強めに押して、圧痛があるかを確かめます。
3. ふくらはぎ：左右のふくらはぎを手のひらの付け根部分で横に切るようにして、痛みがあるかを確認します（97ページの図を参照）。

※第3章の「三大指標検査」の項目で説明したように、DRTの治療家が行う場合は、これに加えて第二頸椎もチェックします。家庭で行う場合は第二頸椎の検査は難しいので、事前検査は肩甲挙筋と僧帽筋、ふくらはぎの3つにします。

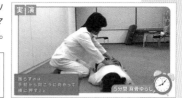

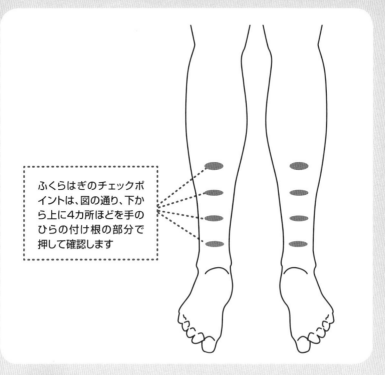

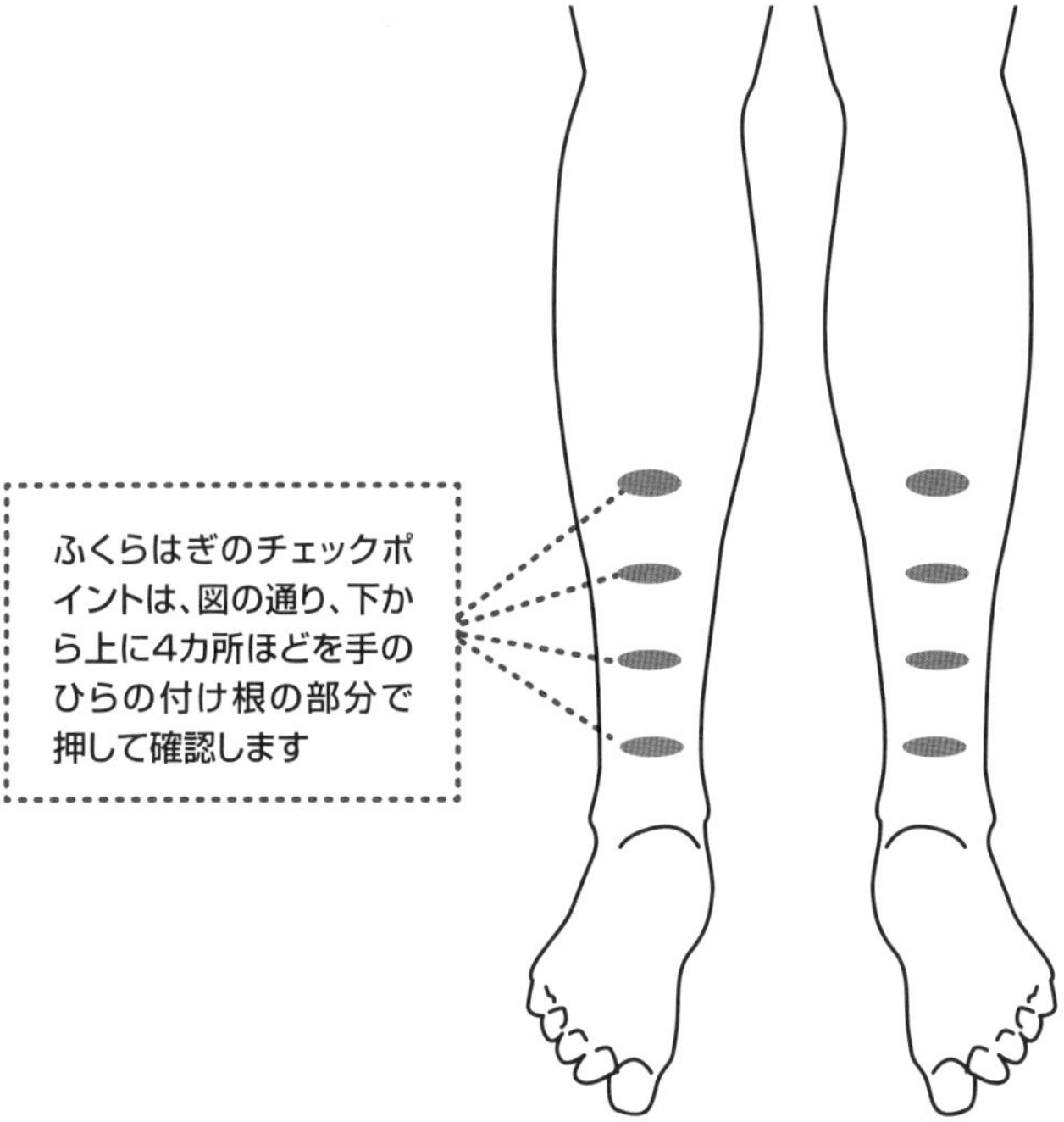


細かい動きがよく分かる

## 5分間背骨ゆらしのポイントを動画で公開！

調整前後の検査のやり方、背骨のゆらし方のコツなどのポイントのすべてを動画で学べます！スマートフォンやパソコンで、いつでも確認できます。これであなたも「家族のお抱え整体師」として活躍できるでしょう

詳しくはこちら
**http://drt-japan.com/book**

実演
揺らすのは
手前から向こうに向かって
横に押すこと
5分間 背骨ゆらし

## 〈背骨をゆらすのは右から？左から？〉

**肩甲挙筋の圧痛を調べて、右が痛かった場合は右側から、左が痛かった場合は左側からゆらしましょう。**どちらかわからない場合は、僧帽筋の圧痛がある側からゆらしましょう。

## 〈セッティング〉

・施術を受ける人（以下、受け手とします）に床かベッドの上にうつ伏せに寝てもらい、体の力を抜いてリラックスしてもらうように促します。
・床でやる場合、ヨガマットを敷くのがベターで、厚手の敷布団のような体が沈み込むものは避けましょう。
・ハンドタオルを4つ折りにした状態で、受け手の顔の下に敷きます。
・その状態で、首を痛みのある肩甲挙筋の側に少し（30度くらいの角度に）曲げてもらいます（曲げすぎると頸椎に良くないので曲げすぎないように）。

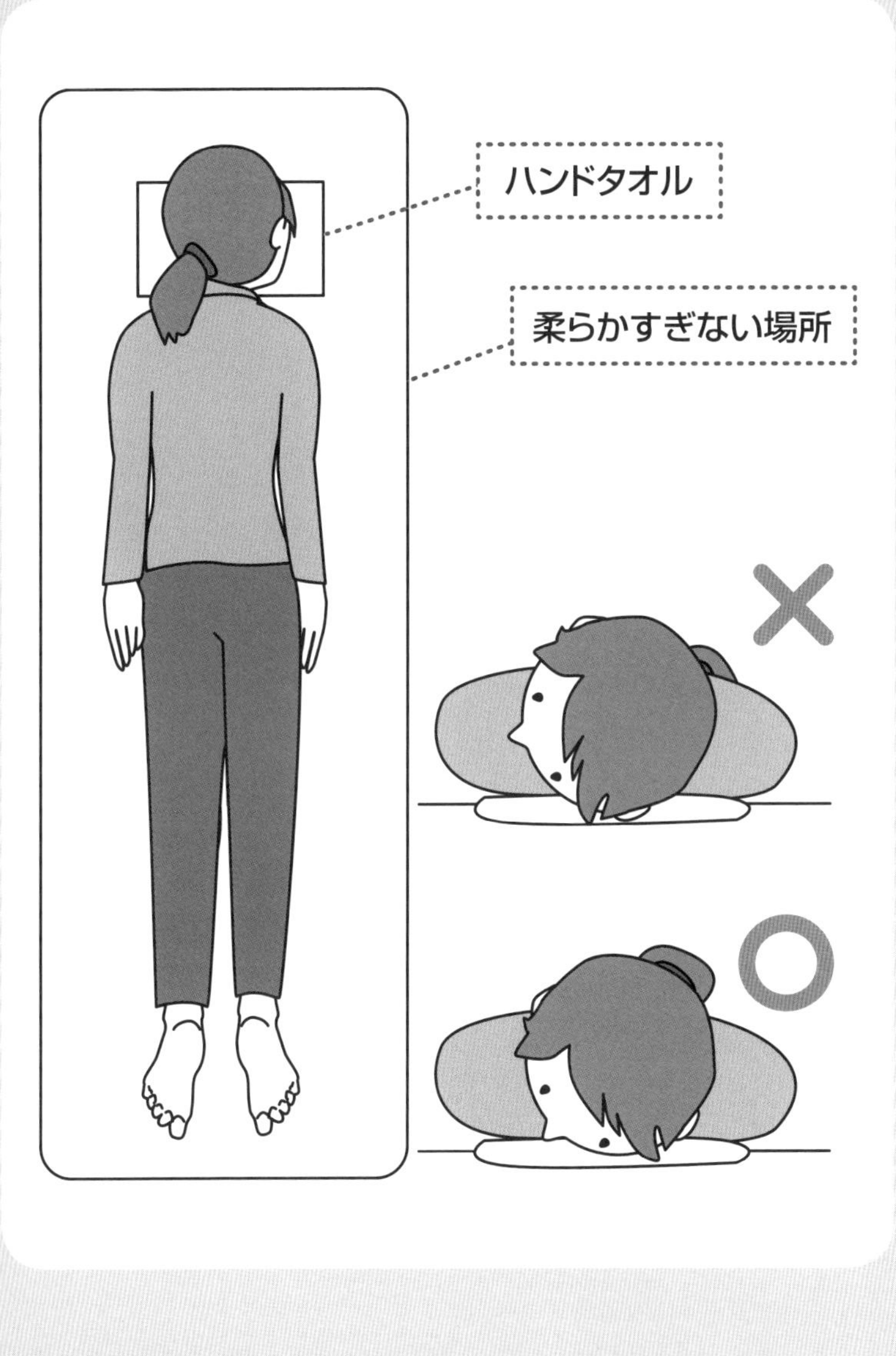
ハンドタオル
柔らかすぎない場所
×
○

# 両手のひらの付け根部分を背骨に直接当てる

〈手の当て方〉

両手の指を少し曲げた状態にして受け手の体（2カ所）に当てます。その際、手のひらの下に指一本程度入るほどの隙間を開け、手のひらの付け根部分で背骨に直接コンタクトする（接触させる）のがポイントです。

〈姿勢〉

・施術者は肩甲挙筋の痛みがある側に位置をとります。
・ベッドの場合、施術者は膝と肘を少し曲げた状態で、背骨をまっすぐに保ちながら、両手の動きだけで施術をします。但し、やわらかすぎるベッドは使用不可です。
・床やマットの上で行う場合、施術者は両膝を着き、正座のような状態で、少し腰を

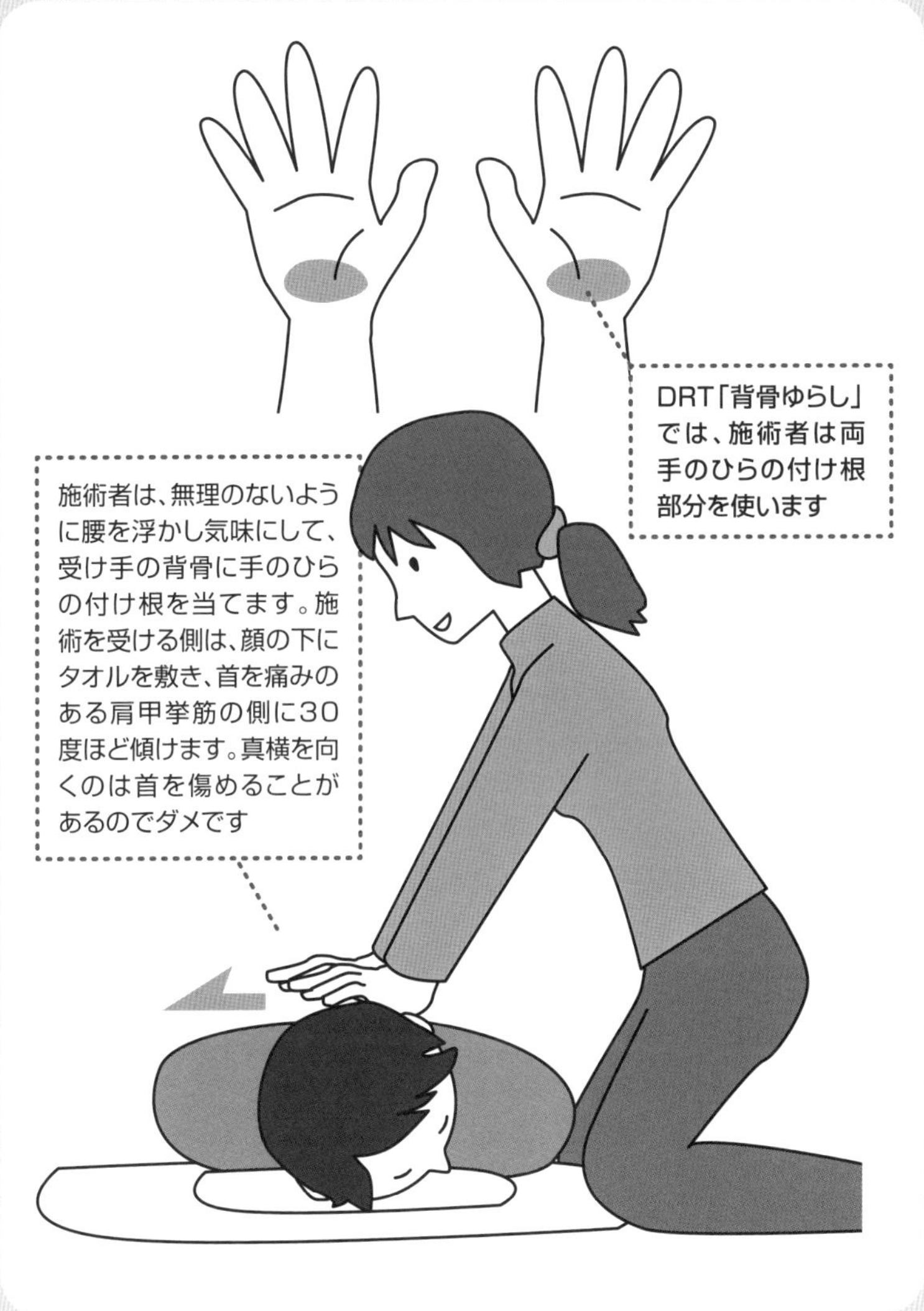
DRT「背骨ゆらし」では、施術者は両手のひらの付け根部分を使います
施術者は、無理のないように腰を浮かし気味にして、受け手の背骨に手のひらの付け根を当てます。施術を受ける側は、顔の下にタオルを敷き、首を痛みのある肩甲挙筋の側に30度ほど傾けます。真横を向くのは首を傷めることがあるのでダメです

浮かせる態勢です。つま先は床につけても立てても構いません。

・いずれの場合も、受け手に施術者の体重をかけないようにします。

・うつ伏せが難しい人は専門家（巻末特集をご参照ください）にご相談ください。

**〈ゆらし方〉**

**◎両手で背骨をゆらす**

・両手で、同時に2カ所に対してアプローチしていきます。

・背骨を正確にゆらすためには、皮膚や衣服の遊びを取ることが重要です。

・皮膚の上から、背骨そのものをゆらすのがポイントです。

**◎刺激の方向は真横に**

・力を加える方向は、真横のイメージでゆらしていきます。下に圧は加えません。

**◎圧は左右均等に**

・手の圧は左右均等になるように保ち、両手で骨をゆらします。受け手が痛みを感じる場合は、ゆらす力をゆるめます。

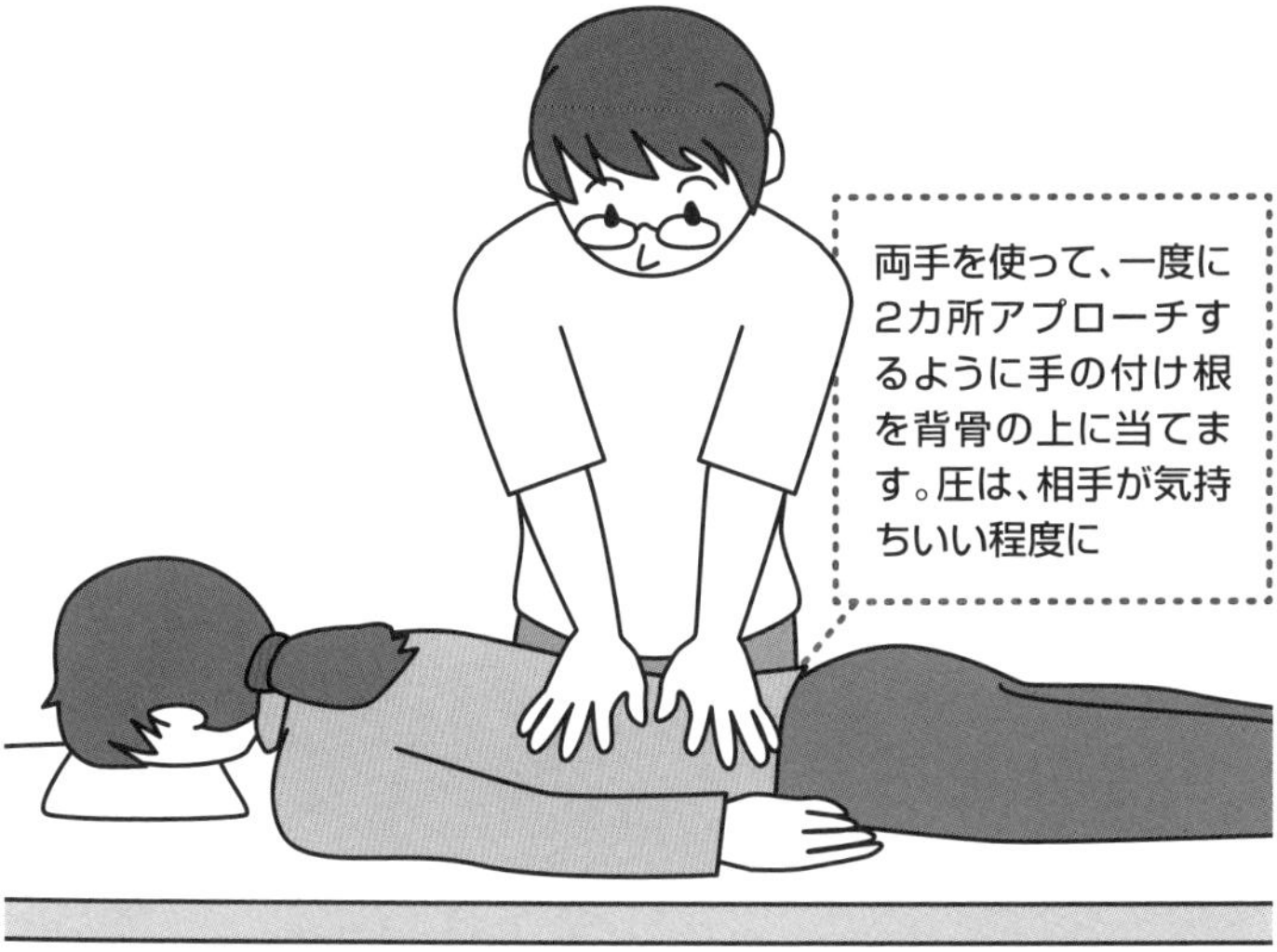
両手を使って、一度に2カ所アプローチするように手の付け根を背骨の上に当てます。圧は、相手が気持ちいい程度に

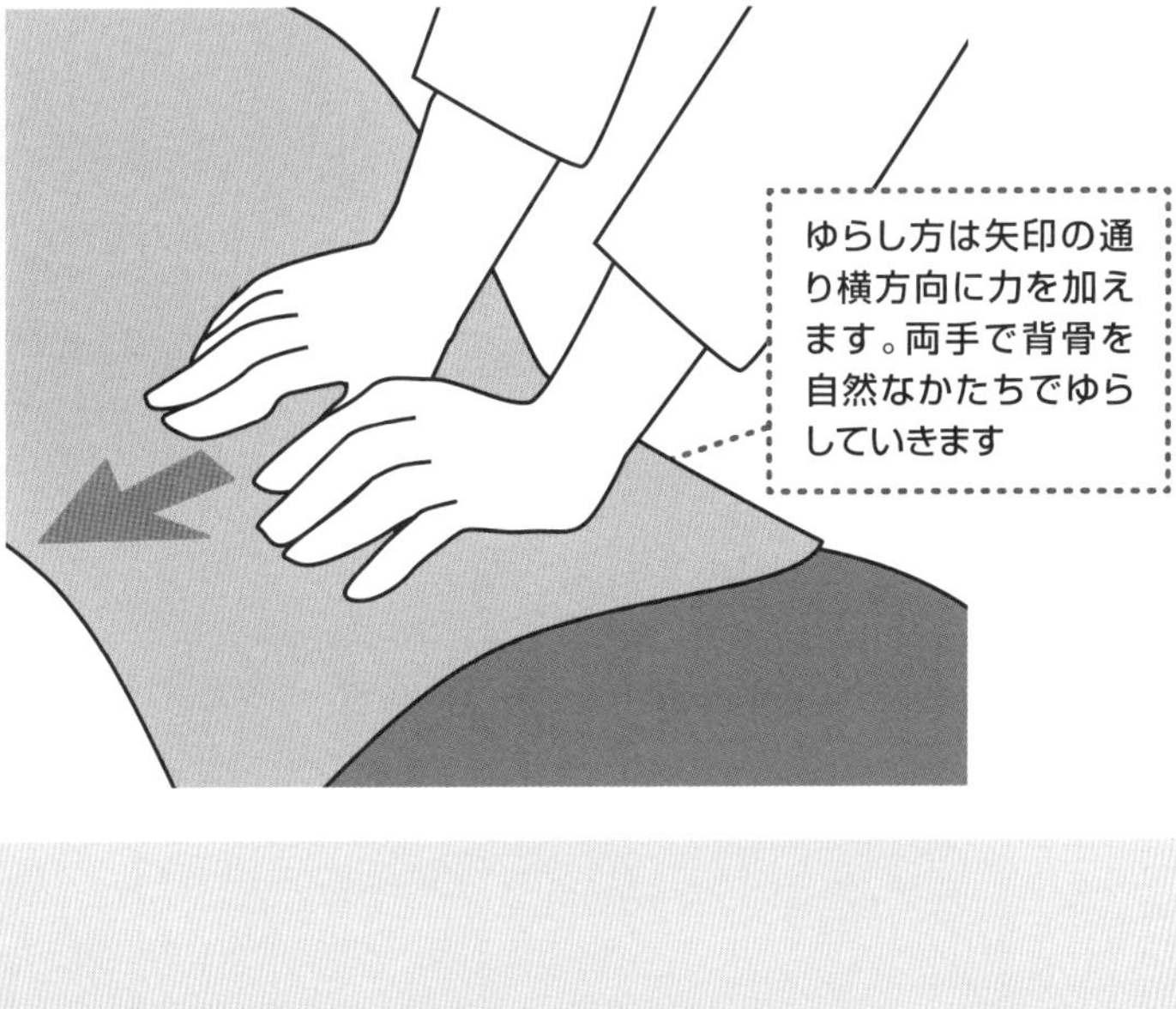
ゆらし方は矢印の通り横方向に力を加えます。両手で背骨を自然なかたちでゆらしていきます

# 骨盤から上部胸椎までの範囲を合計600回ゆらす

ゆらし方は、「111《イチイチイチ》」「222《ニーニーニー》」「333《サンサンサン》」「444《シーシーシー》」と3回ゆらしを1セットとカウントします。

**①骨盤から腰椎を100セット（300回）**

**②胸椎を100セット（300回）**

**〈注意点〉**

・受け手の人の顔の下に枕のような厚みのあるものは用いず、タオルを4つ折りにして敷いてください。首を横に曲げすぎないように注意しましょう。

・背骨そのものを軽くゆらすようにやってください。ただ皮膚表面だけをゆらしても効果はありません。

・受け手が気持ちいいという力でゆらしてください。

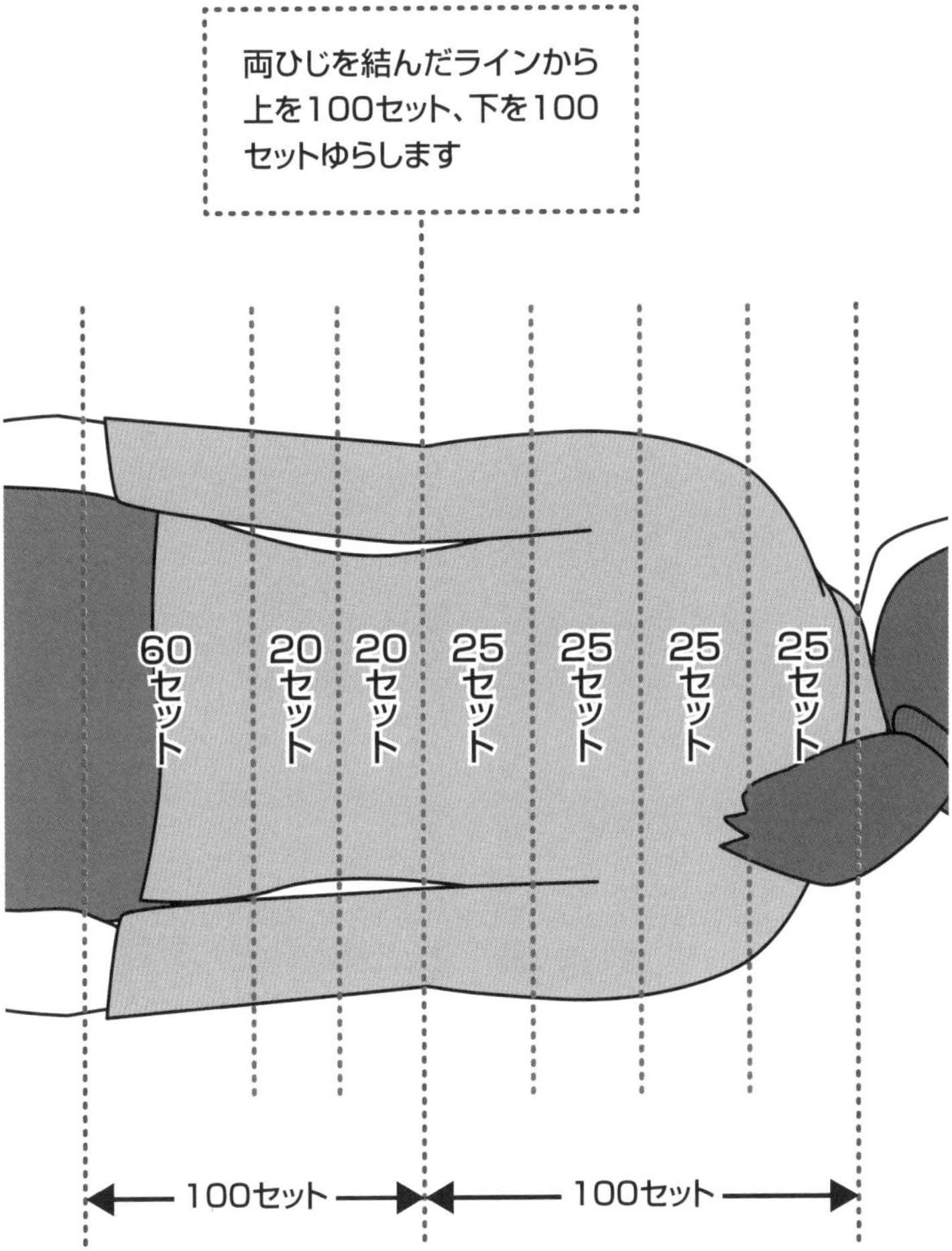
両ひじを結んだラインから
上を100セット、下を100
セットゆらします
60セット
20セット
20セット
25セット
25セット
25セット
25セット
100セット
100セット

# 安心！安全！壊さない！女性や高齢者でも簡単にできる

これだけ見ると、「本当にそんなに効果があるの!?」と思われる方もいらっしゃるかもしれません。

確かに言葉やイラストで説明すると簡単ですが、**なぜＤＲＴという高等技術がこんなに簡単なのかというと、長年の臨床研究によって、最も効果的な「ライン・オブ・ドライブ」（刺激の方向性）を発見したことがとても大きい**と思います。

ライン・オブ・ドライブ（刺激の方向性）とは、どのくらいの力でどの方向性でどのくらい刺激（押圧）を加えれば良いかという高等技術です。

もちろん、アプローチする部位や回数、順番も長年の臨床経験によって編み出していったもので、だからこそ、短時間のアプローチで骨格全体のバランスがとれて、最も効果が出やすいのです。

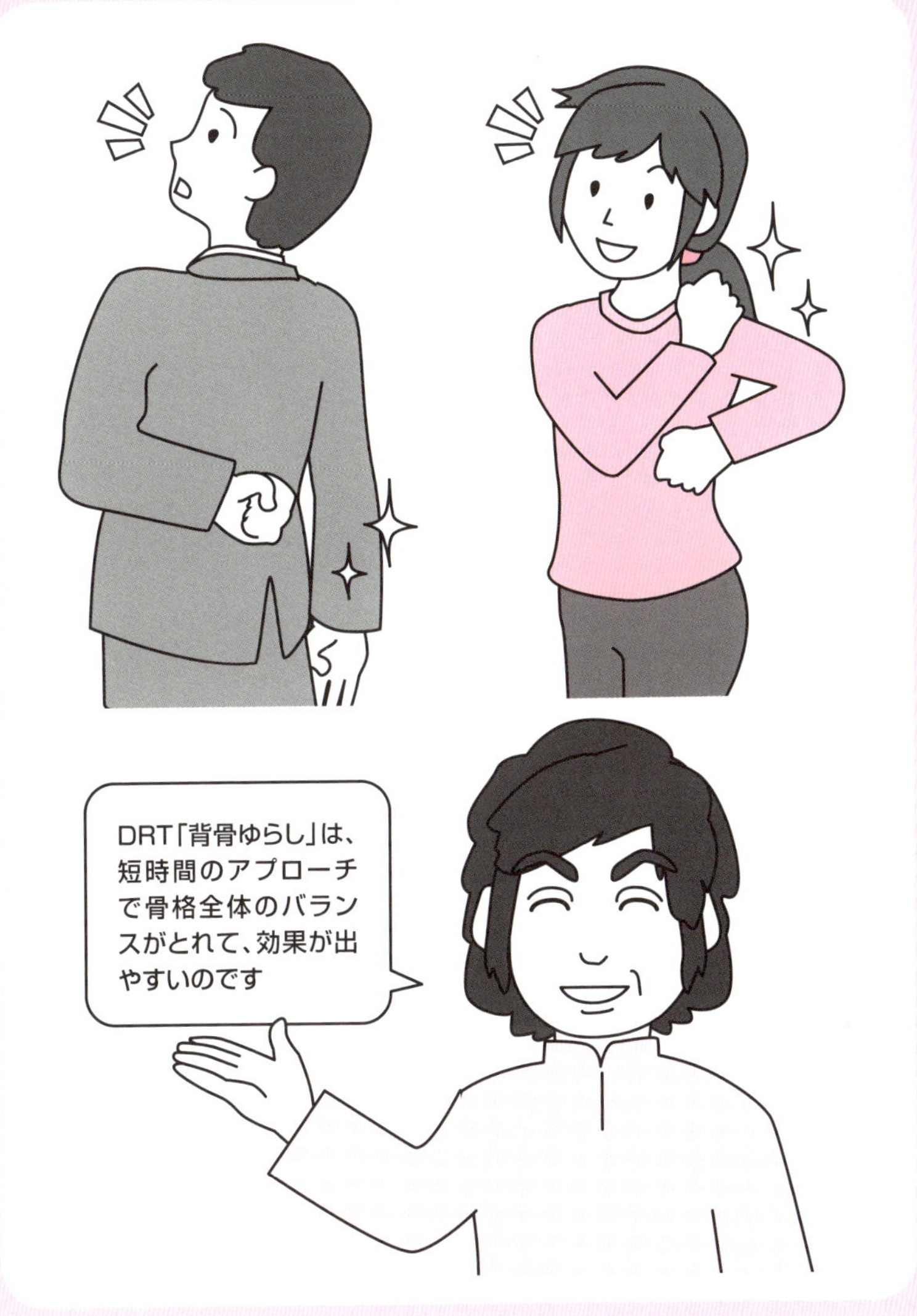
DRT「背骨ゆらし」は、短時間のアプローチで骨格全体のバランスがとれて、効果が出やすいのです

動きが悪くなっている骨に対して、脳のバランス・スイッチをオンにしやすいように促すようなイメージで行うとより効果的で、受け手が「心地いいな」と思える程度にリコイルさせるのがポイントです。

「安心！安全！壊さない！」のがモットーで、実際、たったこれだけの調整法によって、小さなお子さんから80代の方まで9割以上の患者さんが改善していっています。

また、**5分間背骨ゆらしは、施術者が疲れないというのも大きな利点**です。

女性や非力な男性、高齢者の方でもできますし、いわゆる揉み返しのようなリアクションもありません。しかも、このテクニックをマスターすれば、ほとんどの人が同じレベルに達せられ、主訴に関わりなく、同じような結果が出せるのです。

その理由はもう十分おわかりかと思いますが、受け手の自然治癒力が活性化して、脳の神経伝達機能が回復するからです。

そのためにも、必ずアフターチェックをしてください。

**同じ場所（僧帽筋と肩甲挙筋、ふくらはぎ）を同じ力で確認し、術後の変化を実感、自覚してもらうことで、受け手の人もその劇的な変化に驚く**ことでしょう。

## 5分間背骨ゆらしをすることで家族のスキンシップが増える

5

分間背骨ゆらしの効果は、まだ他にもあります。

それは、**家族や親しい人同士でやりあうことで、円滑なコミュニケーションがはかられ、信頼感や絆が深まる**ことです。

「オキシトシン」という言葉を聞いたことがある方もいらっしゃると思いますが、触れあい、スキンシップはオキシトシンというホルモンを分泌します。このホルモンは、「愛情ホルモン」「絆ホルモン」「幸せホルモン」などと呼ばれ、無条件に相手を信頼する働きがあり、人間同士はもちろん、動物や植物などとの触れ合いによっても分泌されます。

オキシトシンには神経伝達（脳内）物質としての働きもあり、ストレスが緩和される、思いやりの気持ちが増す、社交性が高まる、質の良い睡眠が促される、危険にさらされた時などに自己防衛力が高まる等々の働きがあることがわかっています。オキシトシンが少ないと、対人コミュニケーションがうまくできず、反対にオキシトシンが多い人は、円滑なコミュニケーションを築きやすいのです。ということは、家族や親しい人との間で5分間背骨ゆらしをするだけで、オキシトシンがお互いに分泌され、コミュニケーションがより深まるということです。

もちろん、ただ背骨をゆらすだけで、何も会話をしなくても、です。昔はよく孫がおじいちゃんやおばあちゃんの肩を叩いてあげていました。ところが、今は核家族化や孤食の時代。パートナーや家族との触れ合いも少なくなってしまっているのではないでしょうか？　そんな孤独な状況が続いていると、心にも体にもダメージを与え、自然治癒力も低下してしまいます。

そもそも人間は社会的な動物ですから、触れ合いが欠如してオキシトシンが不足すると、不安感や喪失感が増し、ストレスも溜まりやすくなります。その点、**5分間背骨ゆらしは自然な触れ合いによって「幸せホルモン」が得られます。家族同士で行えば、絆が深まってお互いに元気を取り戻せるのです。**

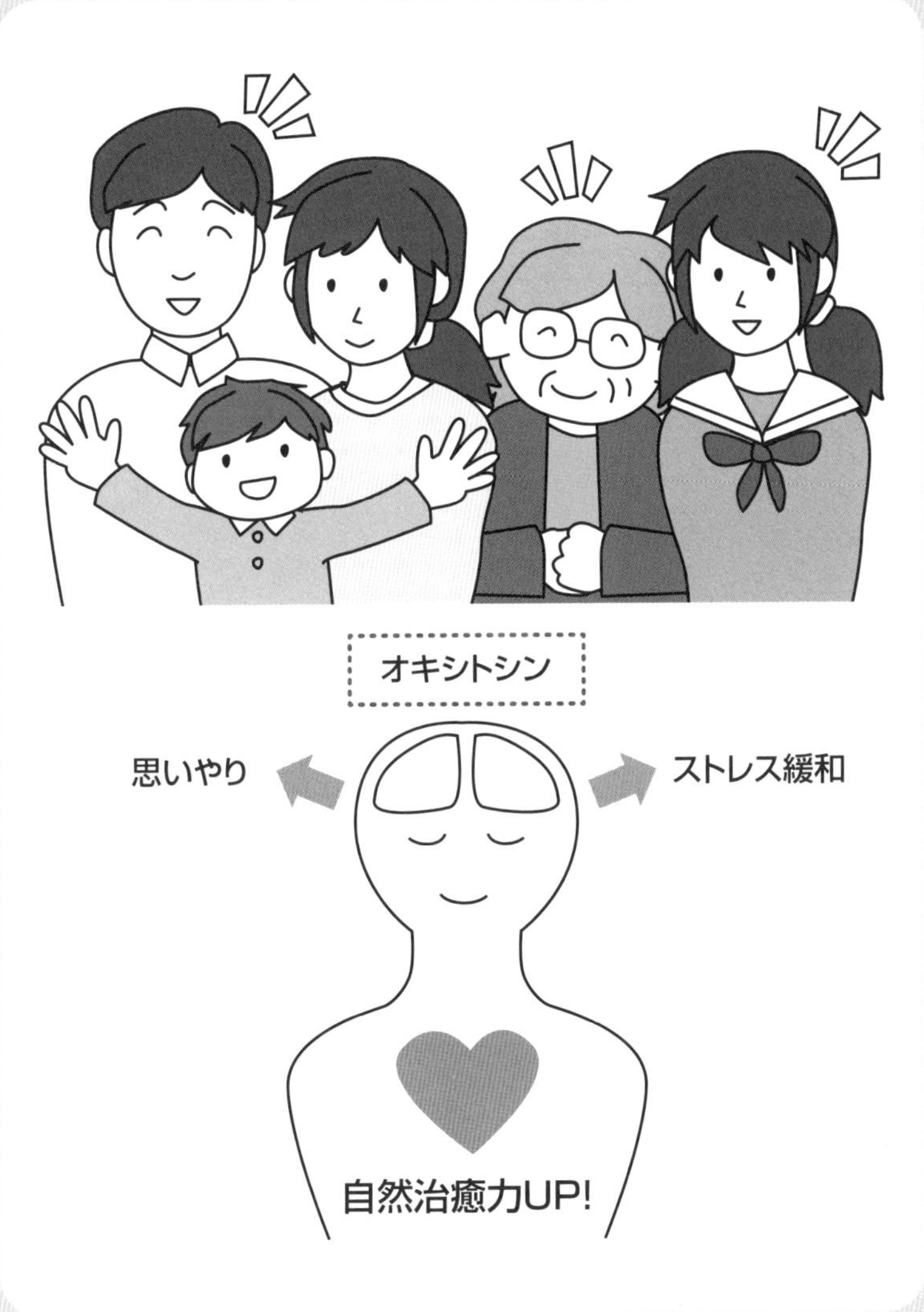
オキシトシン
思いやり
ストレス緩和
自然治癒力UP!

# 痛みは悪者ではなく自然治癒力からのシグナル

ご家族や親しい人の中には、頭痛や肩こり、腰痛などでお悩みの方も多いと思います。そこで改めて、痛みと5分間背骨ゆらしの関係について補足説明をしておきましょう。

第一に、**「痛み＝悪者」という考えは捨ててください。**

患者さんの感想で最も多いのは、「施術前の検査ではすごく痛かったのが、施術が終わった後の検査ではどこを触っても痛くなくなった」という声です。このことから、痛みは決して悪いものではなく、体の不調を知らせてくれる自然治癒力からのシグナルであることがおわかりいただけると思います。

どんな人でも、自分では気がつかない日常生活におけるいろいろな悪習慣・クセがあります。これらの悪習慣が長い年月繰り返され、知らず知らずのうちに背骨や骨盤に大きな歪みやずれを引き起こします。それが神経を圧迫して痛みが生じている原因ですが、見方を変えると、自然治癒力が「これ以上、圧迫し続けると危険だよ！」と一生懸命働きかけている証拠なのです。

たとえば、もしあなたが、ついうっかり腐った食べ物を口に入れてしまったとします。健康できちんと機能している体であれば、その毒性物質を体内から取り除こうとするでしょう。解毒作用として、吐き気、おう吐、発熱、頭痛を伴うかもしれません。しかし、それらの症状は、体が健康を維持しようとして一生懸命働き、努力しているシグナルなのです。

捻挫した足首に起きる腫れや痛みなども、それと同じ自然治癒力からのシグナルです。腫れは、損傷した部分を保護したり、関節を固定し、抗体、温熱、特別な滋養素を供給して患部を修復するために腫れているのです。

ようするに、あなたの持って生まれた知恵が、「足首を休めろ！動くな！そうすれば治るよ！」と忠告しているのです。

このように、**一見、悪者に捉えられがちな痛みや体の反応は、実は自然治癒力が発**

**動している証拠！　痛みは、体のどこかに不調が起きている、どの程度具合が悪いのか、それ以上悪化しないように懸命に働き、治そうと努力している、そしてこれ以上無理をしてはいけない、ということを私たちに教えてくれている**のです。

なんて良いアドバイスなのでしょう！

せっかく自然治癒力が忠告してくれているのに、それを無視して放置しているとしたら、自分で自分の首を絞めているのと同じです。そこで大事なのは、痛みというシグナル、サインを見逃さず、その意味をしっかりと受け止め、一刻も早くしかるべき対策を講じることです。

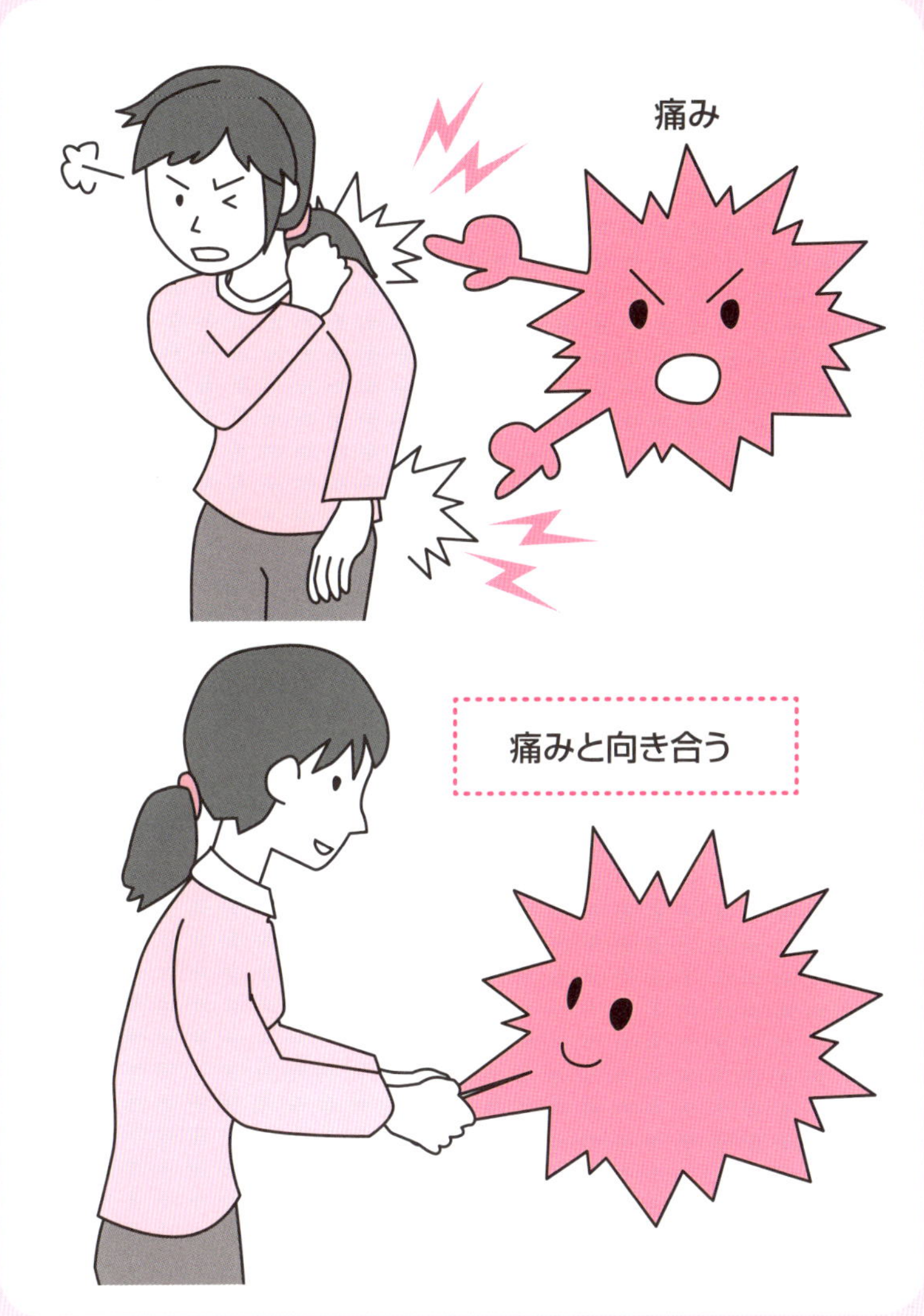
痛み
痛みと向き合う

## 5分間背骨ゆらしは日本を元気にする！

痛みという体内シグナルをしっかりと受け止めて、適切な対応をすれば、自然治癒力が正常になって、痛みのシグナルは消え、正常な感覚を取り戻せる。すると、一晩じっくり寝て起きれば、子どもの頃のように疲れ知らずで元気になれる。

このシンプルな法則に則った究極の調整法が、**5分間背骨ゆらし**です。

前述したように、このオリジナルの脊椎調整法は、多くの治療家の先生方もマスターしてくださって、全国各地に広がっています。私はこの広がりが、必ず治療革命につながると確信しています。

しかし、まだまだ一般の方々には知られていません。この本をきっかけに、5分間背骨ゆらしをやってみようと思われる人が各家庭に一人でもいていただきたいと強く願っています。もし、一家に一人、5分間背骨ゆらしをやってくれる人がいれば、そ

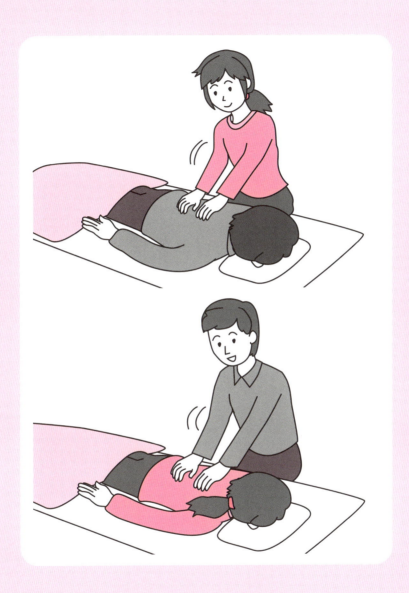

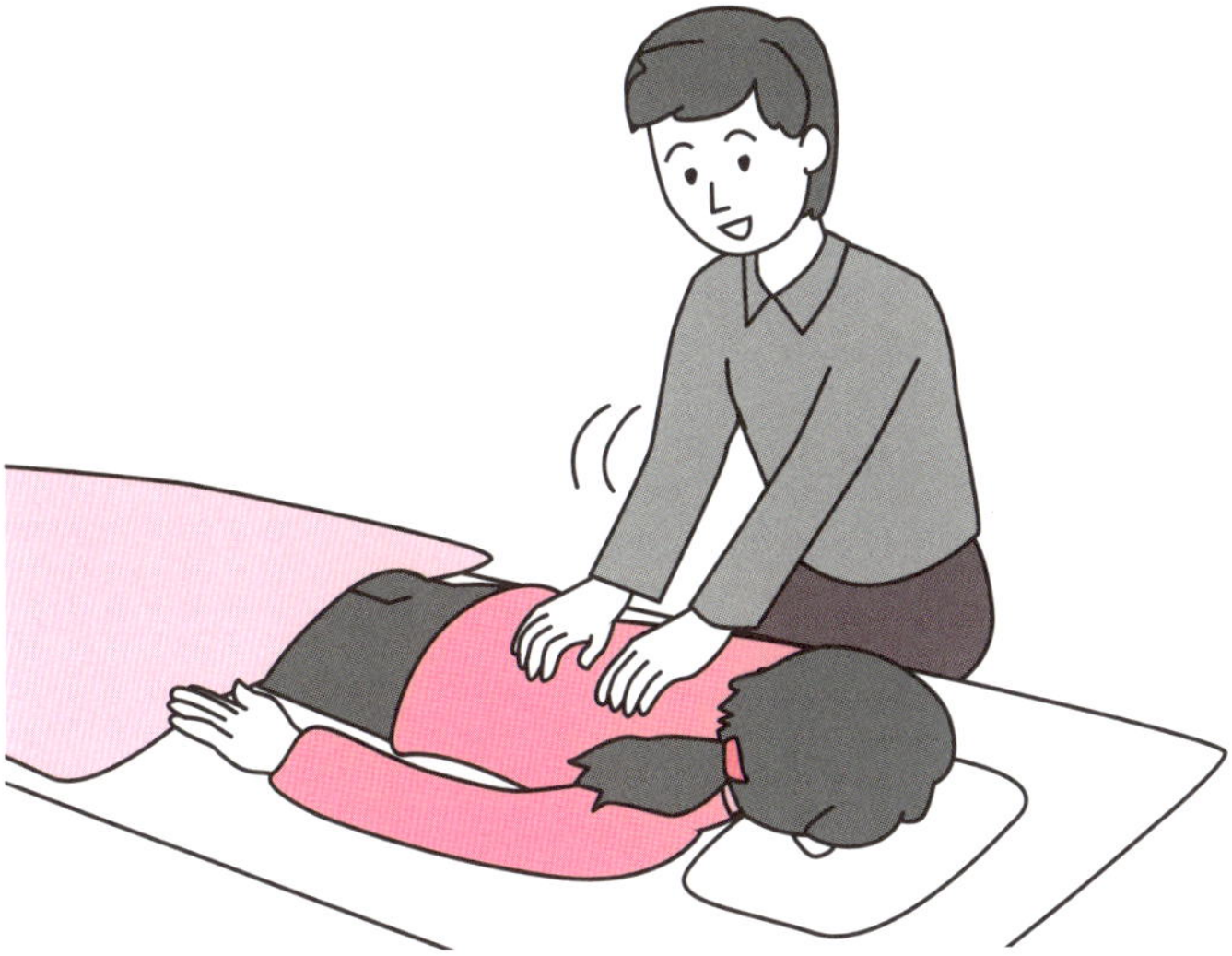

のご家族にとって、必ず健康や予防に役立ち、それが幸せにつながると思うからです。

今、「まったく不調がない」「100％健康です」と、胸を張って言える人はどのくらいいるでしょうか？　かくいう私は、現在56歳ですが、おかげさまで30代くらいに若く見られますし、ごくたまにトレーニングのしすぎで腰を痛めることはあってもすぐに治るし、普段はいたって健康そのもので、どこも問題はありません。5分間背骨ゆらしの健康効果は、何よりこの私の姿を見ていただければご納得いただけると自負しています。

厚生労働省の発表によると、平成28年度の国民医療費は、41兆3000億円、一人あたり32万5000円です。そこで、**もし5分間背骨ゆらしをできる人が一般家庭の中でもどんどん増えて、背骨ゆらしの幸せ連鎖が日本各地に広がれば……。膨大な医療費もきっと激減して、日本全体がもっと元気に、もっと健康になれるはず！**

私はそんな夢を叶えたくて、今日も患者さんの背骨をゆらし続けています。あなたもぜひ、その夢を一緒に叶えるお一人になってくださることを心より願っています。

# 第5章
# 予防に勝る治療なし！
# 「治る患者」になりましょう

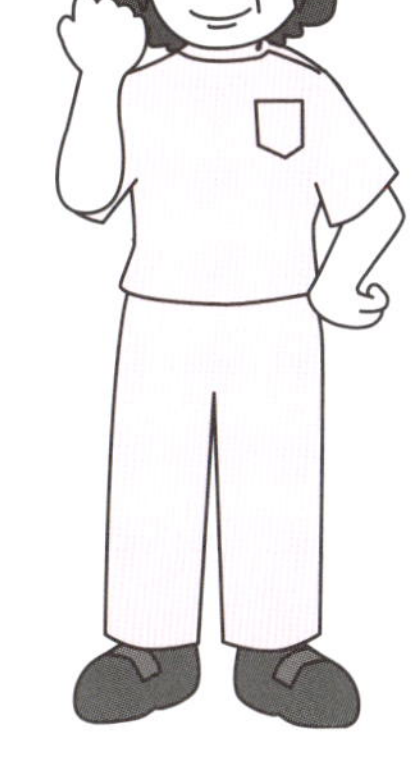

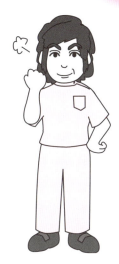

## 治療家まかせではなく「治る患者」に変わりましょう

この最終章では、おもに「メンテナンス」と「予防」の大切さについてお伝えしておきたいと思います。

何度も言いますが、5分間背骨ゆらしは、背骨を調整することによって、その人の自然治癒力の回復・活性化を促す調整法です。だからこそ、過剰な治療や長時間の施術は必要ないわけですが、逆にいうと、すべて治療家まかせでは本人の自然治癒力がフルに活性化しないので、「治療家まかせではダメ」ということです。

**治すのは、あくまで自分の内なる力、自然治癒力（イネイト）の働き**です。ご家族に5分間背骨ゆらしをやってあげる場合も、どうぞこの点をお忘れなきように！

そしてもう一つ重要なことは、背骨の調整だけでは、その人の悪いクセや姿勢に起因する慢性的な問題は解決しきれないことがある、ということです。

したがって、実際の治療においては、背骨の調整に加えて、普段の悪いクセを直し、正しい姿勢の習慣づけをすることがとても大事になってきます。これが「治る患者」の要件です。

つまり、できるだけ早く背骨を正常な状態に安定させるために、定期的なメンテナンスを心がけ、日常生活でも姿勢に気をつけて、ストレッチや適度な運動を行うことなどが大事で、それが根本的な体質改善につながるのです。

確かに、5分間背骨ゆらしを受ければ、1回〜数回の調整で痛みが消えたり、大幅に軽減するのは確かです。でも、それは決して「治った」わけではありません。

DRTの技術をマスターしているプロの専門家（認定治療院）にかかる場合も、痛みが消えたからといって、すぐに治療を止めてしまわないことがとても大事です。

**大切なのは、背骨を安定させるためのメンテナンスと正しい姿勢の習慣づけです。それによって、根本的な健康回復、維持、予防が可能になる！** ぜひ、このことを肝に銘じておいてください。

これは、治療家との信頼関係につながり、治るスピードを加速させることにもなります。実際、当院の患者さんでも、自助努力されている方のほうが治りはすごく早いです。

早く治る患者さんに共通しているのは、背骨を正常な状態に安定させるために、痛みが減ってからもしばらく調整を続け、定期的なメンテナンスを欠かさないこと。

個人差はありますが、背骨が歪んでしまって神経や筋肉の働きが悪くなっていたわけなので、その背骨が元の正常な状態に戻りきらない限り、ちょっとしたことでまた骨格がずれてしまうことはよくあります。

背骨は、日常生活での姿勢、食事、運動、ストレスなどによってもダメージを受けます。したがって、**体の大黒柱である背骨が正常な状態で安定するまでは、背骨ゆらしを続けながら、意識的に姿勢を正していく必要がある**のです。いわば、神経・筋骨格系の機能障害を回復させるリハビリのようなものです。

手術をした人が、「リハビリなんてそんなに必死にやらなくても……」といい加減にやり過ごして退院したらどうなるか？　しっかりと家庭生活や職場・社会復帰ができるでしょうか？

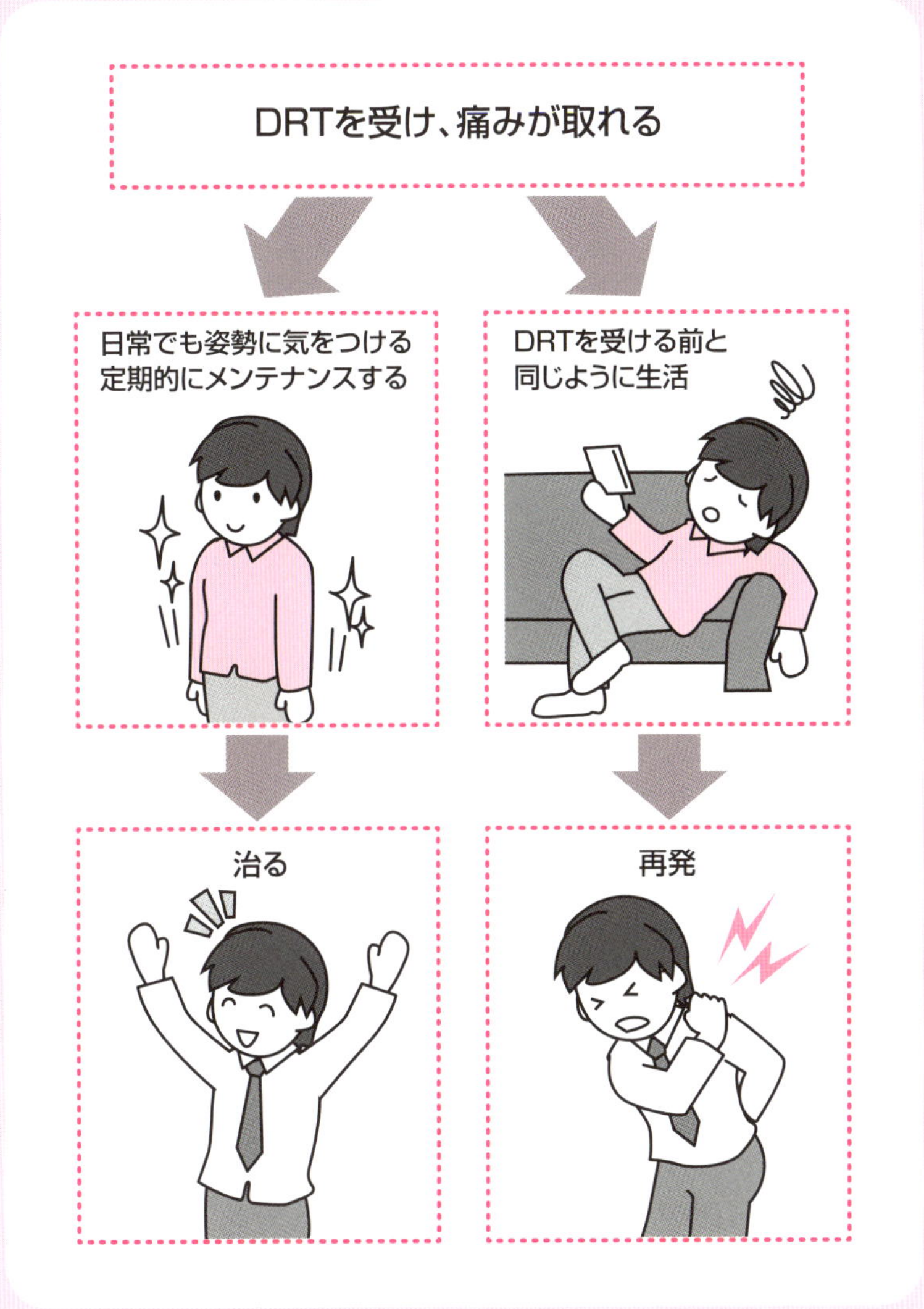
DRTを受け、痛みが取れる
日常でも姿勢に気をつける
定期的にメンテナンスする
DRTを受ける前と
同じように生活
治る
再発

もうこれ以上の説明はいらないですよね。

私が患者さんに対してレギュラーチェックをお勧めし、姿勢指導をしているのもそのためで、少しでも早く正常な背骨を取り戻して、その状態をできるだけ長く維持していただきたいからです。

一般的なメンテナンスの理想としては、2週間に1回程度、その後、正常な姿勢をキープしていけば月1回程度が良いでしょう。いずれにしても、「痛みがなくなったから治った」というのは間違い、ということをぜひ覚えておいてください。

# 重症の人でも治るスピードが違うのはなぜ？

これまで数えきれないほどたくさんの患者さんに接してきた中で、はっきりと断言できるのは、**重症の人でも治るスピードが早いのは、定期的なメンテナンスを続けながら、姿勢指導のアドバイスをちゃんと守られている方々です。**

というわけで、日常生活の中で「姿勢を正す」ことの大切さについてお伝えしておきましょう。

誰しも、自分では気がつかない日常生活におけるいろいろな悪習慣、動きのクセがあります。これらの悪習慣が長い年月くり返され、知らず知らずのうちに背骨や骨盤に大きな歪みやずれを引き起こす大きな要因になっています。

ところが、それに気づいていない人がほとんどで、もし気づいたとしても、①正しい姿勢を保つために具体的にどのようなことをすればいいか？　②どんなことをしてはいけないか？　家庭や職場でできることは何か？　等々については、あまりご存知ないし、意識されていないのではないかと思います。

したがって、当院では、特に初診の患者さんに対してこうした点についていろいろなアドバイスをさせていただきます。

「こうすれば、早く良くなりますよ」、逆に、「こんなことをしてちゃ、もっと悪くなりますよ」などと、それぞれの患者さんに対して的確にお伝えできるのは、これまで私自身が自分を実験台にしていろんなことを試してきたからです。

他人さまの体では実験はできませんが、自分の体なら何でもできます。

たとえば、坐骨神経痛、腕や背中の痛みや痺れ、頸椎ヘルニア等々、わざと自分の体を壊して、そして治してきました。こうした実体験がかなり役に立っているのです。

ギックリ腰にしても、治すほうも、治ったほうもエキスパートだと思います。とはいえ、ギックリ腰で実験した時は、「もうこのまま治らないのかも？」と思うことも何度もありました。

そんな私ですが、今では自然治療が完璧にできていると自負しており、もう何十年

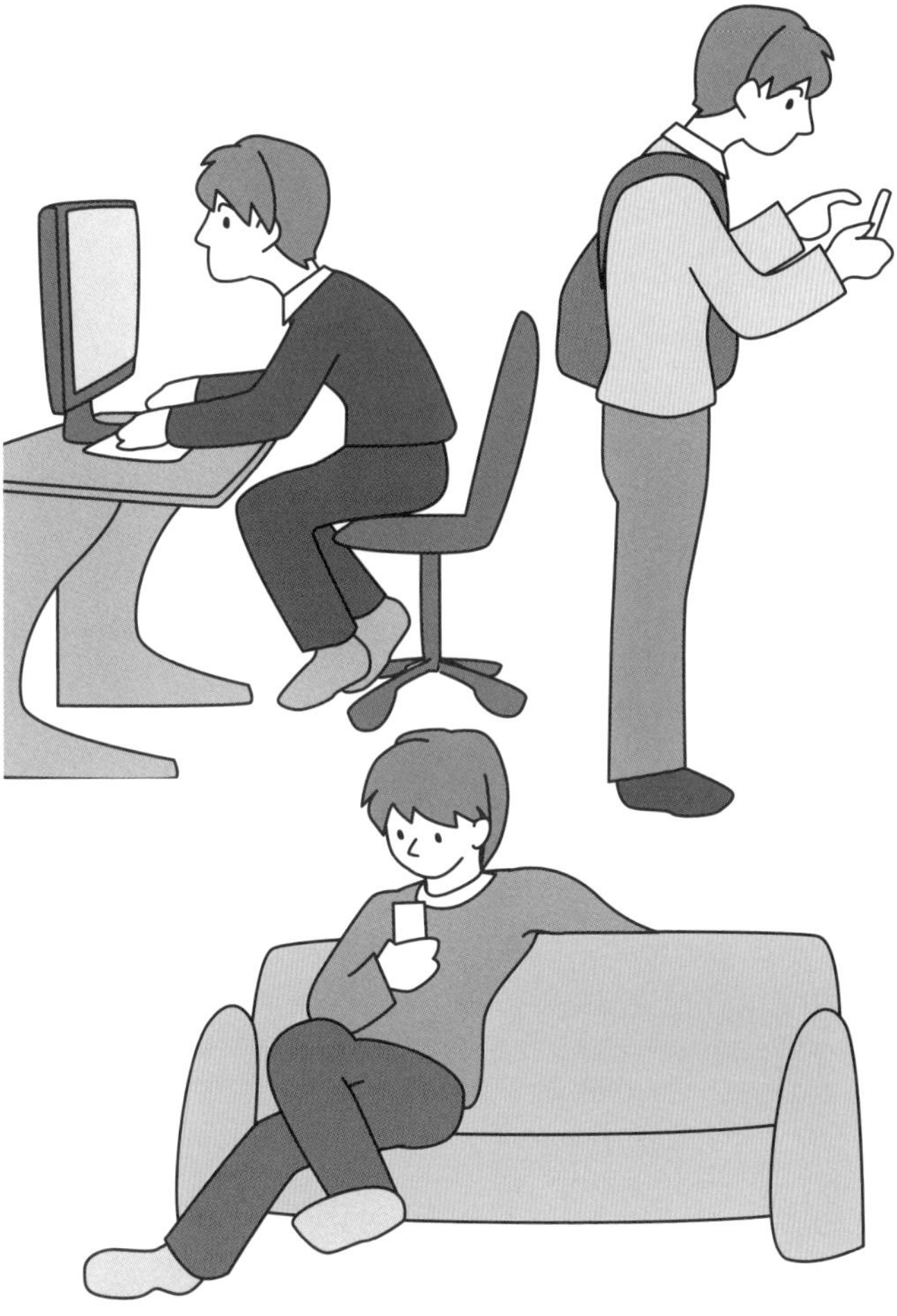

も他の人の治療を受けたことはありません。「たまには受けたいなぁ～」と思うほど体を壊すこともありますが、そこから自分の力で復活するのが大好きなんです。

実験のやり方は、まず痛み出したら、患者さんにアドバイスしている逆のことをします。そうするとものすごく悪化します。「もうこれ以上やったらまずいなぁ～」というところまでやります。そして、その悪いことを自分の体で学習します。

そこで、どうすれば悪化するかがわかれば、治す方法もわかるので、皆さんにアドバイスしていることを徹底的に実践します。そうすると、ほとんどの問題は解決します。だからこそ、患者さんのつらいお気持ちは私も身に沁みてわかるのです。

そんな私からのアドバイスは、まず負担が出ている姿勢は極力やめることと、背骨を良い状態に安定させるための生活習慣です。背骨が良い状態になれば、かなりの程度は悪いクセや姿勢もよくなりますが、普段の生活では無意識に負担のかかる体位や姿勢をとっていることが多々あります。

したがって、個人個人にあった的確なアドバイスが大事で、それを実践されている患者さんほど治るスピードも早いし、それだけ予防的効果も高まるのです。

# 痛みと日頃の姿勢の間には密接な関係がある

背骨を良い状態に安定させるためのアドバイスは、患者さんの状態や原因、程度などによっても違いますが、次のような共通点もあります。

1　体をゆっくり休める
2　適度な運動と食事制限
3　ストレスをためない

少しでも早く健康で良好な状態になるには、この三つが基本です。つまり、背骨の調整以外に、栄養のバランスを取り、毎日適度な運動とストレスをためないように自分でもケアして健康な状態を維持する必要があるということです。

たとえば、いくら定期的に調整をしてもらっていても、毎日アルコールを大量に飲んでいたり、ジャンクフードを食べ続けていたら、胃や肝臓に負担がかかりますよね。胃が痛くなると、自然に背骨をまるめるような姿勢をとったりして、背骨に負担がかかります。

メンタル面では、仕事や人間関係でストレスがあると、自然に頭が痛くなったり、胃が痛くなったりして体に負担がかかります。こういった毎日の積み重ねによっても背骨のバランスが壊れてしまいます。

少し専門的なアドバイスになりますが、重症患者さんをたくさん診てきて、姿勢と主訴の間にはある一定のパターンがあることを発見したので、それもお伝えしておきます。

そのパターンとは、**主訴が人それぞれ時間帯ごとに違っていて、その違いからいつ悪い姿勢になっているかがわかる、**ということです。

たとえば、主訴が朝起きた時か寝ている時なら、寝ている時に悪い姿勢になっている。また、主訴が日中か夕方であれば、作業をしている時に悪い姿勢になっていることが多いのです。

もちろん、長時間同じ姿勢のままでいたり、首や体を同じ方向にばかり曲げたり、寝転んで肩ひじをついたりするのも、典型的な悪い姿勢といえます。悪い姿勢というのは、背骨に対して矯正の位置になってなく、よりずれを大きくするような負担のかかる位置になっているということです。

そのチェックポイントとしては、前後、回転、傾きです。

よくありがちな悪い姿勢は、立った状態で「休め」の姿勢を取って、片足ばかりに加重していたり、座った姿勢でいつも同じひじでもたれている、などです。

回転というのは、いつも同じ方向ばかりに曲げていることで、それによって背骨に負担がかかり、歪みやすくなるのです。

# 背もたれに寄りかかるのは要注意！椅子には浅く座りましょう

毎日テレビをよく見ている人で、体調を壊している人が実はたくさんいらっしゃいます。聞くと、ほとんどの人が、寝ころがって肩ひじをついた状態で見ている。これこそ、前後、回転、傾きが複雑に絡み合った悪い姿勢の見本で、首や背骨にとても大きな負担になります。

あとよくあるのが、バッグなどを常に矯正側とは反対の肩にかけていたり、いつも同じ片側の脚を組んでいたり、腰を反った状態で歩いたり、椅子の背にもたれかかって座っているようなケースです。

もし、病院で「ストレートネックです」といわれたら、明らかに座り方に問題があり、背中が椅子の背もたれに寄りかかっている状態になっているはずです。**背もたれにもたれた状態を続けていると、ストレートネックの原因にもなる**ので、やめましょ

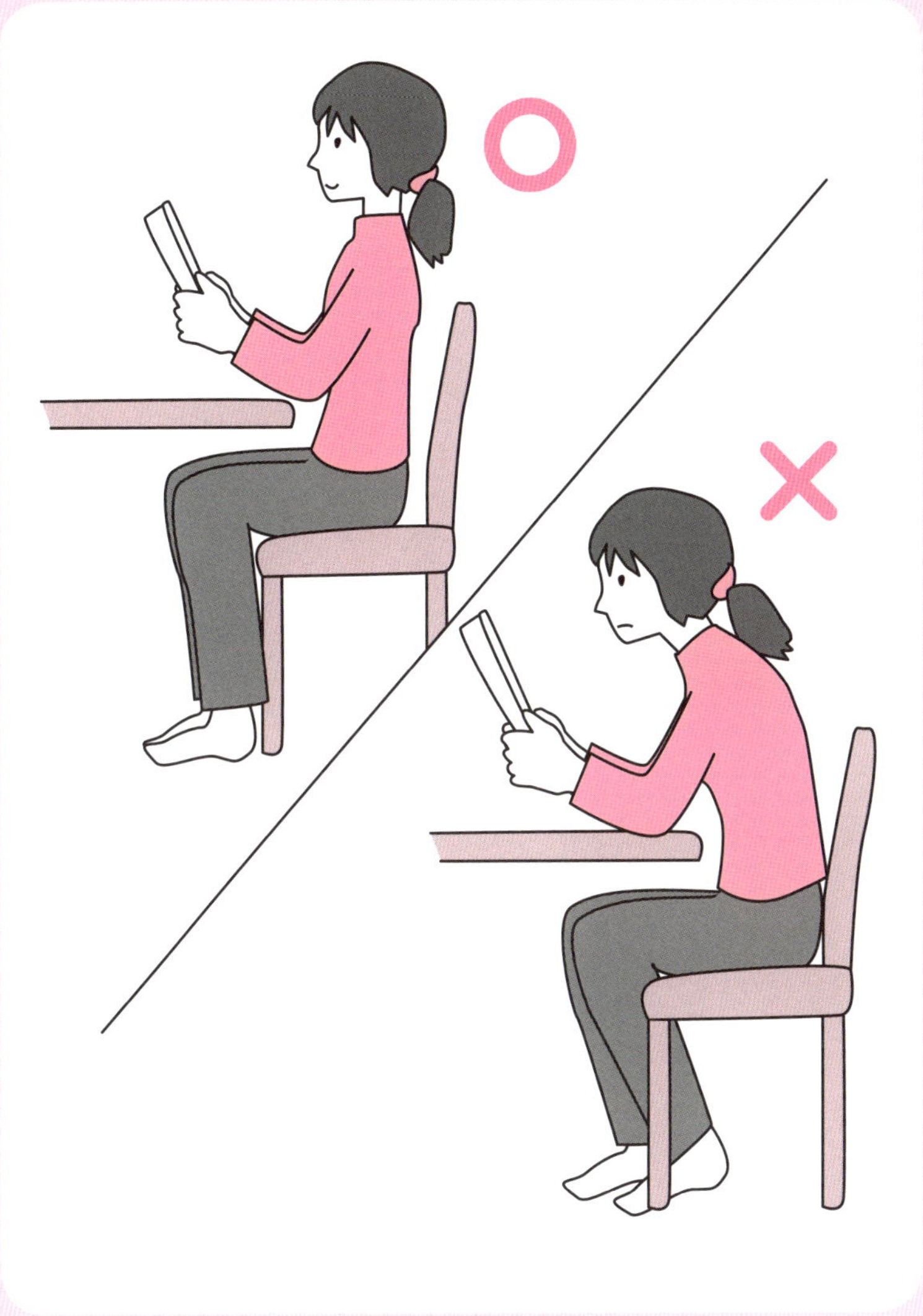

う。いずれにしても、予防に勝る治療なし！です。

**正しい椅子への腰掛け方を説明しましょう。まず机の前で椅子に浅く座り、背もたれに背中をつけないようにする。そのままの状態で、机に両ひじをもたれてください。**

一見、悪い姿勢に見えますが、実はそれがそれ最高の姿勢なのです。

両ひじで机にもたれた状態になると、首が理想的な前弯状態になります。やってみればわかりますが、この姿勢は背骨のS字カーブがきれいになります。

試しに、椅子に浅く座り、その姿勢でお尻の下に体重計を置いてみてください。私の場合なら、普段59kg台ですが、その姿勢だと約50kgです。そして、そのまま机に両ひじをもたれると、なんと約30kgになります。つまり、机に両ひじを着くだけで20kgも負担が減るのです！

特に、デスクワークや長時間パソコンを使う人は、どうしても前屈みになって背骨を歪めたままの状態が多いので、この姿勢に改めれば、疲れ知らずになると思います。

# ペットボトルを使って背骨のS字をキープする方法

もう一つ、この理想的な座り方が簡単にできる、とっておきの方法をご紹介しましょう。それは、空のペットボトルを使う方法です。これも簡単なので、ぜひ試しにやってみてください。

まず**500㎖の空のペットボトルを用意します。それを腰（ウエストラインのところ）と椅子の間に挟んで座ってみてください。背もたれの間にペットボトルを挟むだけで、良い姿勢が体感できます。**良い姿勢を取ると、背骨がしっかりと伸び、腰も自然に入って体のバランスが整います。

この方法だと、腰椎が起きることで自然に胸が張り出す形になって、無理に背筋を伸ばそうと意識しなくても、自然に背筋が伸びてくれるのです。背骨のS字カーブがキープされ、自然治癒力が発揮されやすくなります。

職場のデスクワークやご家庭でくつろいでいる時などにも、椅子に座る時には必ずペットボトルを挟むようにしておけば、それだけ背骨が良い状態で安定しやすくなります。これなら、安上がりで、手間もかかりません。ペットボトルを持ち歩くのが面倒なら、ペットボトルを何個か用意して、職場や自宅の椅子に事前に置いておくのも良いでしょう。

この座り方を継続して実践すると、ペットボトルがない場合でも、自然と背骨が伸びた正しい座り方ができるようになります。

ペットボトル習慣も、実行されている患者さんたちから、「自然に背筋が伸びるので気持ちがいい」「疲れにくくなった」「やみつきになってペットボトルが捨てられない！」などと、とてもご好評いただいています。

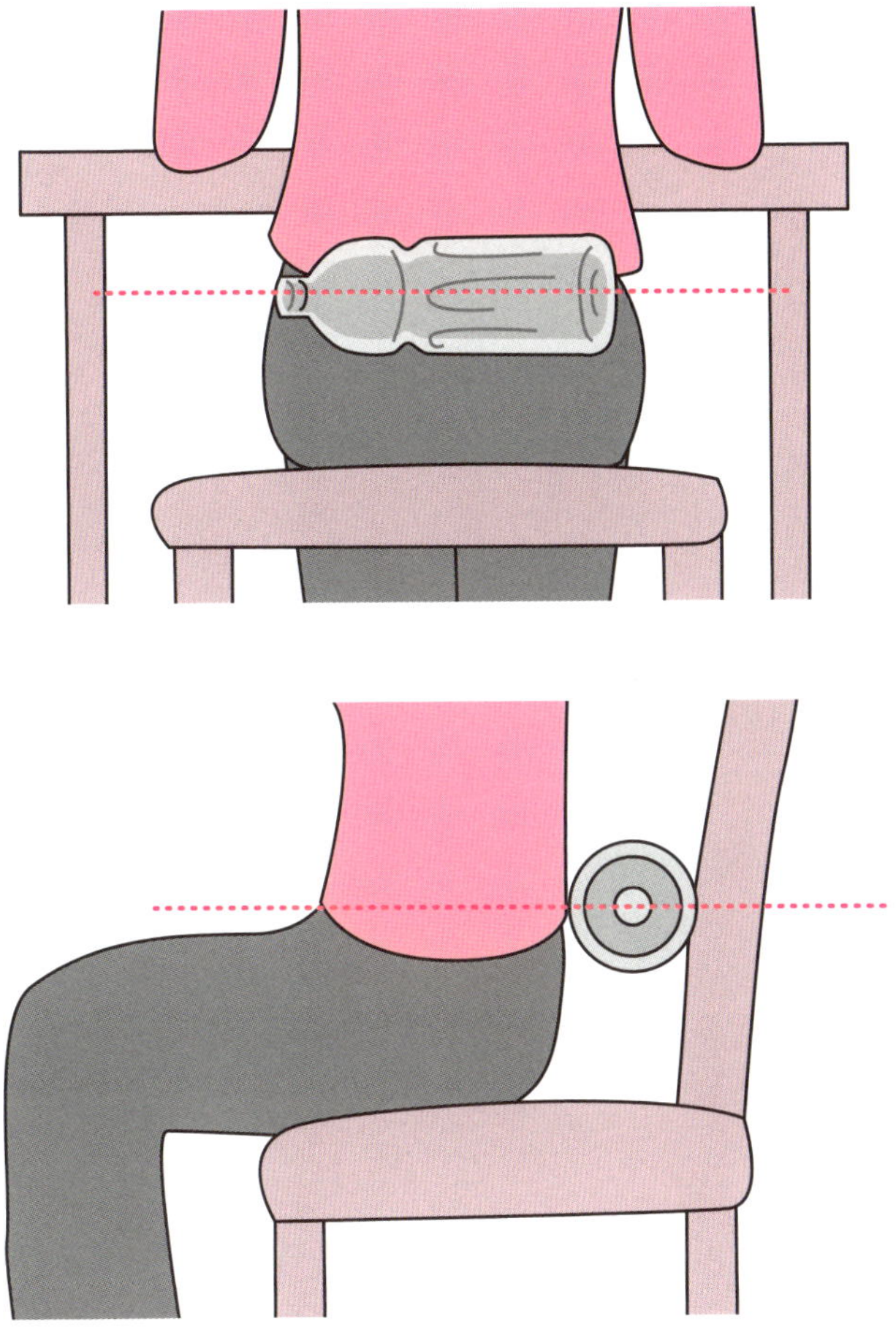

# 正しく座れれば美しい立ち方や歩き方もできる

座り方の次は、正しい立ち方や歩き方をお教えしましょう。

私はDRTで患者さんの体の痛みを治療する一方で、以前から有名モデル学校の生徒さんたちに姿勢や歩き方の指導をしてきました。教えてみて改めて気づいたのですが、モデルさんの多くが姿勢について間違った知識を持っていて、それがなかなか改善されないでいることに驚きました。

ウォーキングで何度も注意を受けていたというモデルさんが、私のアドバイスを聞いて一発で理想的な美しい歩き方ができるようになったと喜ばれることが何度もありました。

理想的な立位、自然に背筋が伸びる立ち方・歩き方は、こうすればできます。

まず先ほど説明したように、椅子に浅く腰掛け、背骨のS字カーブを意識して座ります。その状態で、おへその上下に左右の手のひらを当ててください。横から見ると下の手のほうが引っ込んでいるはずです。

そのまま立ち上がれば、それが最もバランスのとれた世界でいちばん美しい姿勢なのです！

これが理想的な立ち姿勢ですが、実際にこのような姿勢で立っている人は少ないです。モデルさんでも腰がそっている姿勢が良い姿勢だと勘違いしている人が多く、そり腰の人が正しい立ち姿勢をすると、「ものすごく前かがみに感じる！」と思います。大きな鏡の前で立ち方のドリルを繰り返しやると、正しい立ち姿勢が体感できるでしょう。

その状態で視線を前方の遠くに置き、頭を上から吊られたイメージで歩くのが、正しい歩き方です。体をリラックスさせて、一本の線の上を歩くように足を運びます。足の裏の拇指球のあたりから着地するようにすると、地面からの衝撃をうまく緩和してひざや腰への負担が少なくなります。

この姿勢が維持できるようになると、背骨が良い状態で安定するので、健康なだけでなく、立ち姿や歩く姿がとても美しくなります。それだけでなく、人間が本来持っている自然治癒力の影響により、お肌の状態も良くなりましたという感想をいう人もいました。

電車などで立っている時やキッチンで料理を作る時に痛みが出る人、長時間立ち仕事をする人には効果的です。

「アンチエイジングはまず健康な背骨から！」です。

これも非常に簡単ですので、5分間背骨ゆらしとともにお試しいただきたいと思います。

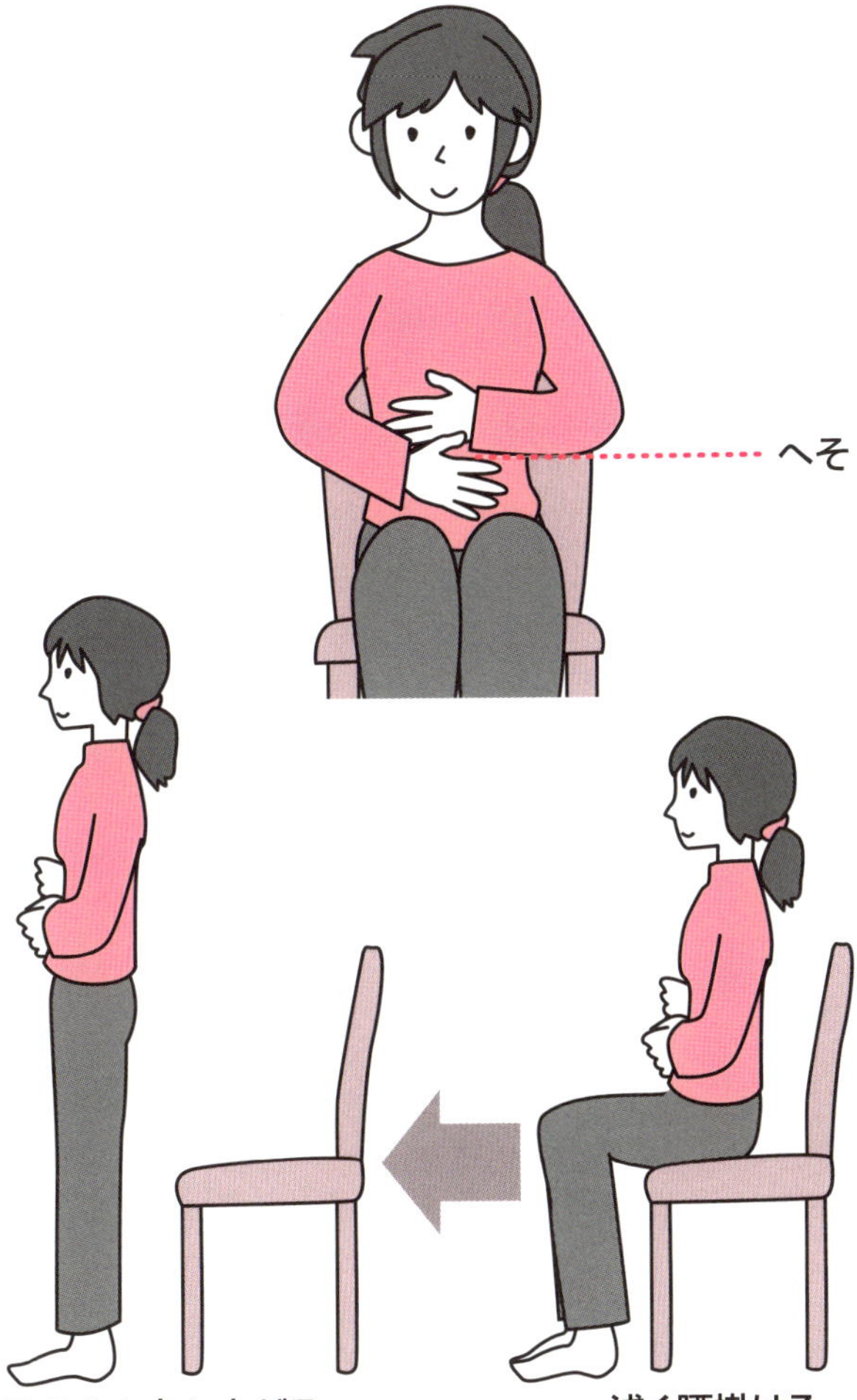
へそ
そのまま立ち上がる
浅く腰掛ける

# より専門的な治療やアドバイスはプロにおまかせを

ここまで、5分間背骨ゆらしのやり方の説明と、背骨を良い状態に安定させるための注意点や効果的な方法についてご紹介してきましたが、これらはごく基本的なことです。

**もっと詳しく知りたい、あるいは実際に治療を受けてみたいと思われる方は、ぜひ巻末に収録してあるお近くのＤＲＴの専門家、インストラクターの先生方の治療院を訪ねてみてください。**専門的にＤＲＴの技術を学んだ治療家であれば、背骨の状態を、前後、回転、傾きの3つの視点から触診していきます。

患者さんの主訴を聞けば、背骨状況と照らし合わせてどんな姿勢が原因でその背骨の問題が起きているかもわかります。そのうえで、背骨の調整だけでは悪いクセや姿勢の慢性的問題は解決しきれないことがあるので、姿勢指導などのアドバイスを患者さんに伝えることもあります。もちろん、家庭での「5分間背骨ゆらし」のやり方のチェックもしていただけるでしょう。

また、世間には、さまざまなタイプの磁気治療器、健康器具、運動法（ストレッチ、体操）等があり、自分では効果があると思っている健康法も、実際には体を痛めてしまっていることや背骨の調整にとってはマイナスになることもあります。したがって、そんな時も専門家の出番といえるでしょう。

巻末に掲載させていただいているのは、DRTテクニックを持っていると認定したレベルの優れた全国の先生たちです。なかには、地元地域でDRTセミナーを開催されている先生もいらっしゃいますので、ぜひチェックしてみてください。

**私の願いは、5分間背骨ゆらしが日本国中に広まって、より多くの困っている患者さんのお役に立つこと**です。DRT認定治療院の先生方が一人でも多く増えてくださることが何より嬉しく、また心強くもあり、これからも切磋琢磨しながら応援させていただきたいと思っています。

巻末付録

# 全国で受けられる！
# あなたの町のＤＲＴ認定治療院

痛みを治すプロフェッショナル

# 全国で DRTを受けられる 治療院のご紹介

※掲載されているすべての治療院は日本DRT協会認定の治療院です。

お体の不調を根本改善して
痛みのない毎日へ!

青森県

## 青森DRTサロン ゆらら

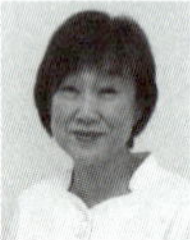

院長 ● 石井 敦子

039-1111
八戸市東白山台 3-11-11
☎ 080-1825-1061
https://salon-yurara.com/

**院長より** 「もっと早く知りたかった!」「どこへ行っても痛みが取れず諦めていましたが、ほんとに楽になり毎日が楽しくなりました」というお言葉を頂いています!

背骨をゆらゆら揺らすだけ
安心・安全・安定の改善力

北海道

## ど田舎の整体所・回復の森銀山

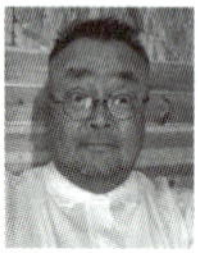

院長 ● 瀬川 裕人

048-2335
余市郡仁木町銀山 2-521
☎ 0135-33-5590
https://segayu.jimdofree.com/

**院長より** 背骨を7分間ゆらゆらゆらすだけ、脳がアルファ波になり、自分の回復改善力が覚醒し、心と体が、良い健康状態に向かいます。

初回で効果を実感、あなたを
笑顔にする痛くない整体

秋田県

## さとう整骨院

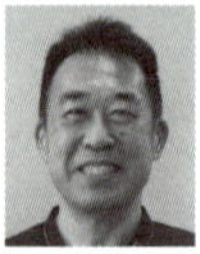

院長 ● 佐藤 一芳

016-0855
能代市字西大瀬 5-3
☎ 0185-55-2430
https://sato-seikotsuin.net/

**院長より** あなたはなかなか治らない痛みに困っていませんか? 当院では症状の原因を詳しく説明して、常に最新の施術で好調へ導きます。

カラダとココロを元気に!

岩手県

## たくや整体院

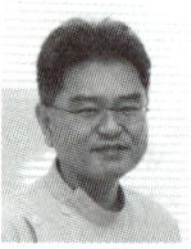

院長 ● 藤嶋 琢也

020-0122
盛岡市みたけ 4-17-36
ファイン 21　103
☎ 019-641-0171
https://takuya-seikotsu.com/

**院長より** DRTを駆使して体の問題から、うつ・自律神経失調症などのメンタルの問題まで対応しています。これらでお悩みの方はご相談ください。

体の歪みを整えて
自然治癒力に火をつけるDRT！

福島県

## みやび整体院

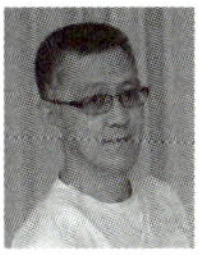

院長 ● 堀川 雅紀

963-0664
郡山市あぶくま台 2-81
☎ 024-944-8062
https://miyabiseitai.com/

**院長より** つらい痛みは我慢するほど重症化していきます。癒しの治療ではなく、痛みを根本原因から改善して、寝れば治る体を取り戻しましょう。

お身体の痛みや不調
お気軽にご相談ください

福島県

## からだサポート SUZURAN

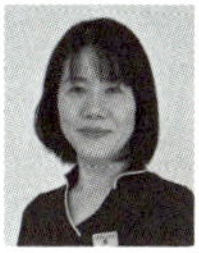

院長 ● 湊 友紀

973-8404
いわき市内郷内町四方北 114-3
☎ 0246-88-7701
http://suzuran-women.com/

**院長より** DRTでは人体の生命線である脊髄神経の圧迫を解き放ち、本来の役割が果たせるよう導いていきます。ぜひ一度ご体感ください

群馬県高崎市唯一の
『重症専門整体院』です！

群馬県

## ほりい整体院

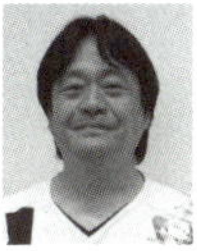

院長 ● 堀井 俊介

370-0046
高崎市江木町 1280
☎ 027-326-7500
https://horii-seitai.com

**院長より** 群馬県高崎市で整体院をお探しなら、ほりい整体院へ！　治療家歴20年、施術数6万人以上の実績を持つ当院に安心してお任せください。

病院で痛みや痺れが
治らなかった方の整体院です！

栃木県

## ワイストータル ボディケア

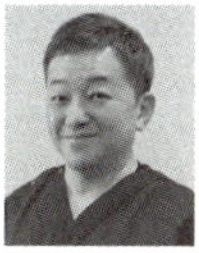

院長 ● 安田 明彦

321-0953
宇都宮市東宿郷 3-1-8
大福ビル 1F-B
☎ 028-623-1233
https://waisuwaisu.net/

**院長より** お客様が抱えておられる体の痛みが解消し、心から喜んでいただけた時が私にとっての一番の喜びです。DRTセミナー開催中！

将来笑って食べれられる
体作りをしませんか!?

埼玉県

## S-Body整体院

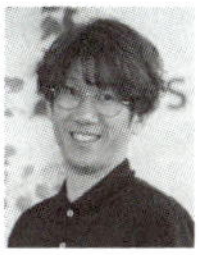

院長 ● 高田 祥吾

350-0811
川越市小堤 911-1 郡慶ヒルズ 106
☎ 049-299-8675
https://s-bodyseitai.com/

**院長より** DRTで姿勢を良くして自然治癒力を高め、好きな物を食べられ、ずっと好きな人と一緒に入れるような楽しい人生を過ごしませんか!?

どこにいっても良くならない
慢性症状&ケガの専門院

埼玉県

## iias（イイアス） 整体院・接骨院

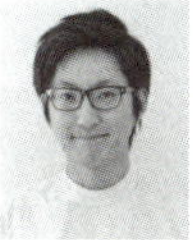

院長 ● 若 雄祐

343-0027
越谷市大房 1158-17
☎ 048-976-6840

**院長より** DRTで症状の根本原因を取り除き、お一人おひとりが、今日より健康になり「今日よりよい明日、良い人生が送れること」を実現します。

31年の施術実績！
たった1回で変化を劇的体感！

埼玉県

## カイロオフィス ヒキチ

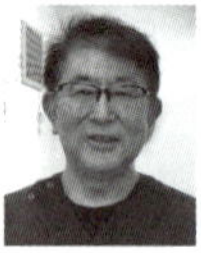

院長 ● 引地 雅弘

363-0011
桶川市北 2-9-14
☎ 048-777-7017
https://www.hikiti-seitai.com/

**院長より** 31年の施術実績とDRT の組み合わせは患者様に最高の満足を実感していただけると自負してます。お悩みを遠慮なくお話しください。

腰痛・頭痛・神経痛で
お悩みの方の最後の駆け込み寺

埼玉県

## 大山整体院

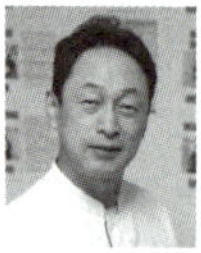

院長 ● 大山 悦司

338-0832
さいたま市桜区西堀 6-1-14-207
☎ 048-838-3880
https://ooyama-seitaiin.jp/

**院長より** 私もひどい坐骨神経痛経験者でした。沖縄、北海道からも訪れます。経験者だからこそわかることがあります！　お悩みでしたらご相談ください。

「一生この痛みと付き合う」
と諦めないでください！

埼玉県

## 整体院NOBU

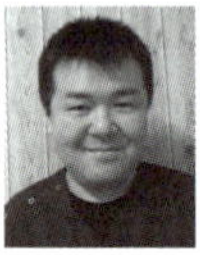

院長 ● 福島 信広

369-1871
秩父市下影森 173
☎ 090-1216-0453
https://seitai-nobu.com/

**院長より** 「どこに行っても、何をしても良くならない」方のための整体院です。あなたも安心した未来を手に入れませんか？

体のお悩み、本気で
改善したい人のための治療院

埼玉県

## 小暮鍼灸マッサージ・整体院

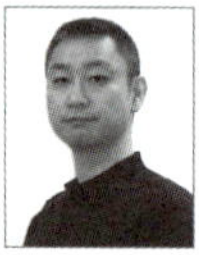

院長 ● 小暮 大介

331-0065
さいたま市西区二ッ宮 840-1
☎ 048-625-8355
http://kogure-massage.com/

**院長より** 「正しい原因」を知ることが症状を改善するために一番重要であると考え、原因を見極めて最短で根本改善を目指すサポートをいたします。

身も心もDRTでスッキリ！
根本改善を目指す整体院

埼玉県

## 整体ルームみころ

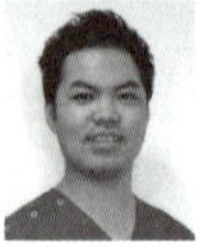

院長 ● 松苗 将史

330-0052
さいたま市浦和区本太 5-25-2
☎ 048-717-6555
https://seitairoom-mikoro.com/

**院長より** 身も心もスッキリしていただきたい、そんな想いから「みころ」と名付けました。不調でお悩みの方、ぜひ一度DRTを受けてみてください！

私にあなたの美容と健康を
託してみませんか？

埼玉県

## 整体・美容整体院 Nanala

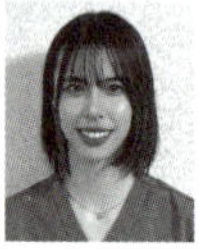

院長 ● 山中 友華

369-1412
秩父郡皆野町皆野 35-1
☎ 080-9389-2136
seitai-nanala.com/seitai

**院長より** どこに通っても良くならない…改善のポイントは『背骨』です！　あなたの笑顔で健康な毎日のお手伝いをさせてください‼

良い変化を実感！ たくさんの
喜びの声が集まる整体院

埼玉県

## 西川口駅前
## カイロ整体院

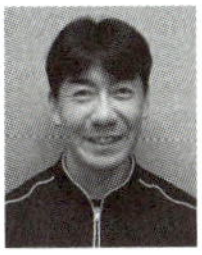

院長 ● 椎川 聰

332-0034
川口市並木 2 丁目 19-2
仲川ビル 4F
☎ 048-251-3333
https://nishikawaguchi-chiro.jp/

**院長より** DRTによって痛みや不調の本質を改善し、日常生活に自信が持てるまでに回復される方が後を絶ちません。お気軽にご相談ください！

---

あなたにとって
最後の治療院です

埼玉県

## たぐちカイロ
## 草加整体院

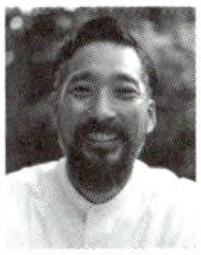

院長 ● 田口 嘉朗

340-0034
草加市氷川町 2146-9
メゾンドクール 103
☎ 048-928-0695
http://www.soka-taguchi-seitai.com/

**院長より** 病院、整骨院、鍼灸院、整体院を三カ所以上巡ったけど良くならなかった方にも改善していただき、喜びの声をいただいている治療院です。

---

何度も繰り返す痛みを
完全無痛で根本から改善！

埼玉県

## ひだか整体院

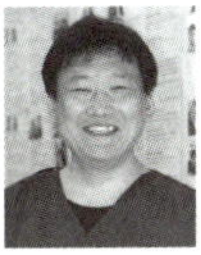

院長 ● 日髙 努

335-0015
戸田市川岸 2-5-6
☎ 048-446-7787
https://www.hidaka-seitaiin.com/

**院長より** どこに行っても良くならないあなたへ。まずは私が【きっかけ】を作ります。あなたも我慢せず【現状を切り開く一歩】を踏み出してください！

---

脳と身体を整えて
生きる歓びを全力サポート

埼玉県

## 脳疲労回復
## ゆる整体院

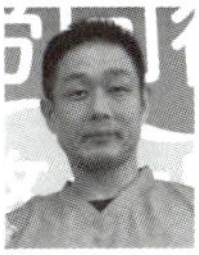

院長 ● 萩原 強

333-0866
川口市芝 2-2-25
☎ 080-4366-8387
https://nouhiroukaifuku.com/

**院長より** 人生100年時代を迎え、武道の活法とDRTによる自然治癒力の最大化により、超健康体をご一緒に目指しましょう！

---

体の歪みを整えて、
長年抱えた痛みを根本改善

埼玉県

## ミユキ整体院

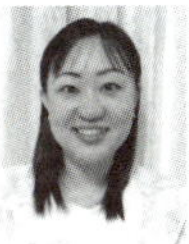

院長 ● 谷原 美由紀

336-0038
さいたま市南区関 1-8-24
☎ 090-2251-7818
https://miyuki-seitaiin-saitama.com/

**院長より** ソフトで痛みのない優しい施術なので、骨粗鬆症の方や、お子様でも安心です。頭痛、腰痛を解消し、痛みのない生活を取り戻しましょう！

---

生涯現役で歩ける体作りを
サポートします！

埼玉県

## ほっとする整体院

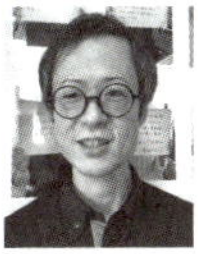

院長 ● 轟 悠司

355-0221
比企郡嵐山町菅谷 152-3
☎ 0493-81-4881
https://hottosuru-seitaiin.com/

**院長より** 体の歪みが体調の変化につながります。体が悪くなるのも、良くなるのも歪みが出発点。歪みを改善させ、生涯歩ける体を手に入れましょう。

痛くない体に優しい整体
初回の施術で変化を実感

千葉県

## 会館整骨院

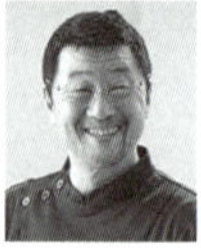

院長 ● 町田 実

260-0013
千葉市中央区中央 4-13-10
教育会館 601
☎ 043-222-4770
https://drt-kaikan-seikotsuin.com

**院長より** つらい症状を根本改善し、痛みや不調を寄せ付けない体を手に入れるお手伝いをします。自然治癒力や恒常性維持機能がしっかり働く体に！

感動のカラダの変化を
ぜひご体感ください！

千葉県

## すずき整体院

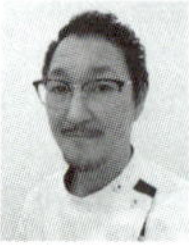

院長 ● 鈴木 資庸

286-0025
成田市東町 209
☎ 0476-77-3731
https://drt-suzukiseitai.com/

**院長より** 痛みや不調を繰り返さない、寝れば翌日には回復できる体になれるよう、ご来院の方々のお役に立てるよう精一杯サポートさせていただきます！

女性院長のやさしい施術で
生き生きとした100年を

千葉県

## よつば整体サロン

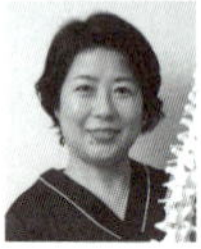

院長 ● 小嶋 紀子

261-0012
千葉市美浜区磯辺 2-6-6
ウェルズ 21 A 号 2F
☎ 070-3285-4428
https://www.yotsuba-seitai.jp

**院長より** 50歳からの女性の健康をサポート。女性院長が行うやさしい施術で心身のバランスを整え、心地よい日々を取り戻しましょう！

首肩腰痛や頭痛など
自律神経の乱れによる不調に◎

千葉県

## 気楽治療院

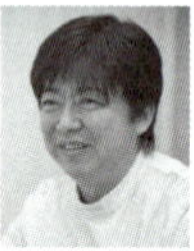

院長 ● 勝又 右丞

278-0022
野田市山崎 1896-3
K・ヴィレッジ 107
☎ 04-7136-2174
http://www.kirakuchiryouin.com

**院長より** 国家資格者ならではの専門知識と多様な施術例に裏付けされた技術☆痛み等のある所だけでなく全身を対象とし様々なお悩みに対応します！

人生100年時代を生き抜く
心と体を作る

東京都

## グリーンオアシス

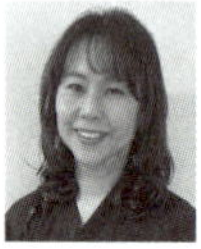

院長 ● 中西 葉子

142-0051
品川区平塚 3-14-9
パインズアパートメント 403
☎ 03-3787-3080
https://greenoasis.jp/

**院長より** 様々な不調の根本原因にアプローチするDRTは多くのご支持をいただいています。人生100年時代を生き抜く心と体を一緒に作っていきましょう！

女性院長による女性専門院

東京都

## 金町DRT整体 結

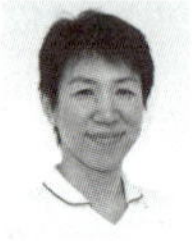

院長 ● 竹味 景子

125-0041
葛飾区東金町 2-20-12
宇田川ビル 201
☎ 080-5524-7032
https://drt-musubi.jp/

**院長より** あなたが1日も早く快適に仕事や趣味を楽しめるようにしっかりサポートさせていただきます。

DRT歴15年以上！
プロの治療家へ毎月実技指導

東京都

## 白金台
## カイロプラクティック

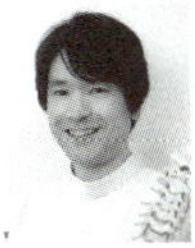

院長 ● 宮川 智一

108-0071
港区白金台 3-14-4
LB ビル 8 階 B 室
☎ 03-3447-7521
https://www.shirogane-chiro.com/

**院長より** 首の痛み、自律神経失調症の施術件数多数。プロ治療家･一般向けDRT勉強会開催数全国1位。開業20年以上の院長が担当します。

府中駅5分、ソフトな施術で
姿勢改善、眠れるお体へ

東京都

## こころラフ整体

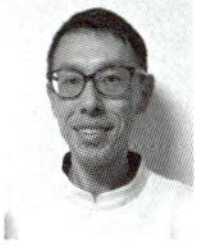

院長 ● 中口 智貴

183-0022
府中市宮西町 3-8-1
セザールプラザ府中 819 号室
☎ 050-3707-8987
https://cocorolaugh-seitai.com/

**院長より** 病院・リハビリでも治らなかった重症症状の方、ぜひご連絡ください。DRTで笑顔で明るく過ごせる日々を一緒に取り戻しましょう！

あなたの人生を豊かにする
整体院

東京都

## すぎもと整体院

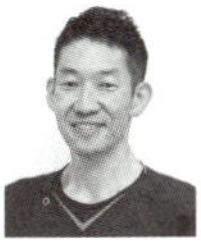

院長 ● 杉本 道章

183-0005
府中市若松町 2-1-1
☎ 042-319-9981
https://sugimoto-seitaiin.com

**院長より** DRTはとてもソフトな施術ですが、効果は絶大です！　あなたのお悩みを解消して、人生が豊かになるお手伝いをさせていただきます！

DRTであなたの痛みと不調を
根本から改善します

東京都

## スマートボディプラス
## 整骨院

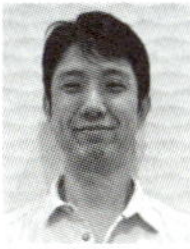

院長 ● 廣瀬 理央

105-0013
港区浜松町 2-7-15
浜松町三電舎ビル 1 階
☎ 03-6452-9588
http://smartbodyplus.com/

**院長より** DRTで肩こり、頭痛、腰痛などの慢性痛や自律神経系の悩みも改善して患者様に喜ばれています。ぜひご相談ください！

背骨の歪みを整え痛みの
出にくい体を作りましょう！

東京都

## DRTこいけ整体院

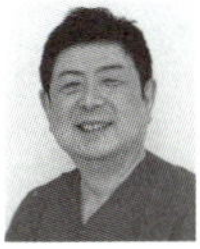

院長 ● 小池 竜平

154-0023
世田谷区若林 1-8-12
My Style vintage 三軒茶屋西 101
☎ 03-6805-3533
https://koike-drt-seitai.jp/

**院長より** 足腰の痛みが原因で「立つ」「歩く」などの動きが不自由に感じている方、当院ではその動きを改善し楽な日常が送れるようお手伝いします！

骨盤・背骨・姿勢・体の歪みを
矯正し根本改善へ！

東京都

## 整体院キュア・
## 整骨院キュア

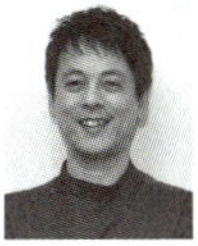

院長 ● 田中 耕平

206-0033
多摩市落合 1-39-1
マグレブ EAST8 階
☎ 042-376-1478
https://s-cure.com/

**院長より** 繰り返し施術を受けることで症状が改善され短期間で痛みが取れていくだけでなく、自然治癒力が高まり再発しづらい体に変化していきます！

背骨を調整して心も体も整う
美Bodyを作ります！

東京都

## 美Bodyコンシェル Yuno

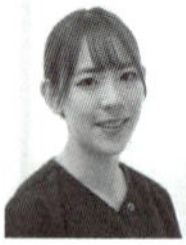

院長 ● 今敷 和希

142-0051
品川区平塚 3-14-9
パインズアパートメント 403
☎ 070-8413-0733
https://bibodyconcierge-yuno.com/

**院長より** 女性でも安心して通っていただけます。痛みはもちろん、マタニティやO脚矯正など様々なお悩みに対応しています！

痛みや不調を根本改善に導く
「DRT専門治療院」

東京都

## 二枚橋接骨院
### 日本DRT協会認定整体院

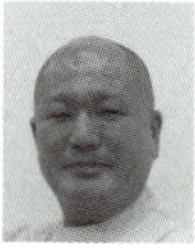

院長 ● 数井 邦光

133-0056
江戸川区南小岩 1-2-19
☎ 03-3650-5344
https://www.nimaibashi.jp

**院長より** ゆらゆらと背骨を揺らすだけで、腰痛、首こり、肩こり、頭痛、自律神経症状なども寝れば治る健康な体を取り戻せる施術を体感してください。

DRTで痛みのない
すてきな日々を過ごしましょう

東京都

## 船堀すてき整体院

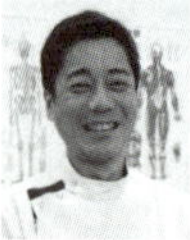

院長 ● 片平 功一

134-0091
江戸川区船堀 3-4-10
グローイースト 101
☎ 03-6808-2556
https://sutekiseitai.jp/

**院長より** DRTは自然治癒力を回復させるという根本的な治療法ですので、様々な症状の方の改善に貢献できる治療法です。

自己治癒力を最大限に
発揮できる体を作る治療院

東京都

## 福たま堂鍼灸治療院

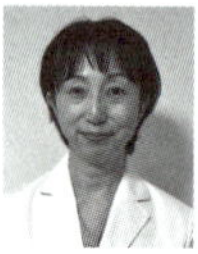

院長 ● 桝田 由里子

180-0001
武蔵野市吉祥寺北町 1-18-1
第一雅マンション 602
☎ 0422-69-3749
https://fukutamado.com/

**院長より** 女性専用治療院。 行きたい場所に自分の足で行ける。 美味しいものを美味しく食べられる。そんな100歳になるためのお手伝いをいたします。

整形外科で痛みや痺れが
治らなかったあなたへ

東京都

## 望月治療院

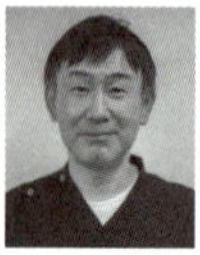

院長 ● 望月 久嗣

141-0022
品川区東五反田 1-11-8
三ツ星ビル 2F
☎ 03-6277-1571
https://mochizuki.xyz/

**院長より** 整形外科で脊柱管狭窄症、椎間板ヘルニア、腰椎すべり症、坐骨神経痛などが治らなかった患者様のための痛みとしびれ症状専門の治療院です。

予防に勝る治療なし！
体の中から健康へ！

東京都

## 福生こもれび整体院

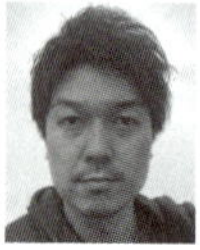

院長 ● 内堀 達也

197-0012
福生市加美平 1-16-2
☎ 042-518-7646
https://fussa-komorebi-seitaiin.com/

**院長より** 体を良くするには自分の体をよく知ることが大事です。DRTと予防の融合で治癒力を最大限に上げて健康貯金を貯めましょう。

両国駅より徒歩2分
女性専門の施術サロン

東京都

## 両国DRT整体 ケーズフェイシャルケア

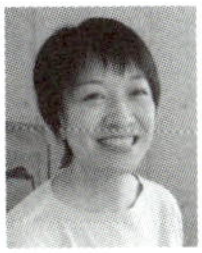

院長 ● 大塚 明美

130-0026
墨田区両国 3-21-6
KS ビル 2 階
☎ 03-3634-6322
https://ksfacial.com/

**院長より** つらい「肩こり」「腰痛」気になる「姿勢の悩み」を改善して健康と美しさのサポートをさせていただきます。

自然治癒力を高めて
健やかな心身を取り戻そう!

東京都

## 森と渚整体

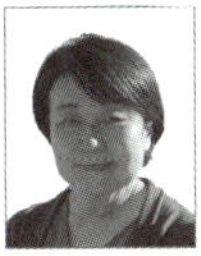

院長 ● 森永 光子

113-0001
文京区白山 1-37
☎ 090-2306-7292
https://www.facebook.com/moritonagisaseitai/

**院長より** 仕事、介護、育児で疲れ切った方、医療関係や対人援助職の皆様など。体と心はつながっています。慢性的なつらさから元気を取り戻しましょう。

大船駅笠間口より徒歩2分
痛みのない骨盤背骨の調整!

神奈川県

## あいわ整骨院

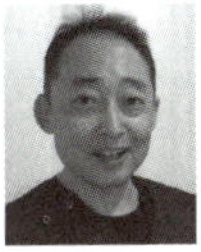

院長 ● 城所 浩司

247-0006
横浜市栄区笠間 1-2-10
コクブビル 1 階
☎ 045-392-8429
http://aiwa-seikotuin.com

**院長より** 24年多種多様な施術を学んでおりますが、DRTはたった1回で効果を実感できます。どんな症状でお悩みの方もぜひご相談ください。

体の歪みを整えて
痛みのない体へ!

神奈川県

## あきま操整体

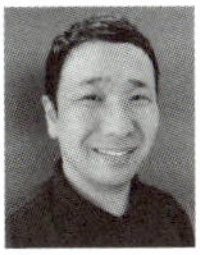

院長 ● 秋間 英己

252-0137
相模原市緑区二本松 2-32-12
☎ 042-770-6340
http://akimasst.com

**院長より** 当院には驚くほど元気な高齢者がたくさん通っています。皆さん始めはつらい症状でお困りでしたがDRTとセルフケアで痛みから卒業されています。

背骨はあなたの主治医です
背骨を整え元気な体に!

神奈川県

## 渡部治療院

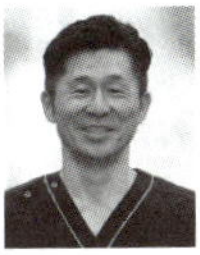

院長 ● 渡部 裕市

252-0217
相模原市中央区小町通 1 丁目 2-7-3
☎ 042-707-4203
https://chiroyadrt.com/

**院長より** 歪みを取れば痛みが取れる! 背骨のズレと歪みを改善し、脳の自己管理能力を上げて、本来の自然治癒力で根本的に元気なっていただきます。

安心・安全なDRTで
心の通った施術を致します!

神奈川県

## まつもと整骨院

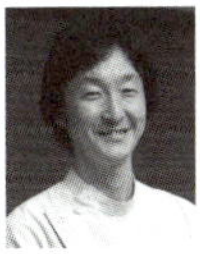

院長 ● 松本 亮

216-0007
川崎市宮前区小台 1-19-5
東急鷺沼ドエル 1F18 号
☎ 044-857-0406
https://matsu0406.com/

**院長より** 病院・治療院などに行っても治らなかった症状をお持ちの方、ぜひいらしてみてください。DRTは唯一無二の治療法ですので、結果が違います!

新潟初スーパーオーソライザーがお悩みを解決!

新潟県

## 新潟ひなた接骨院・整体院

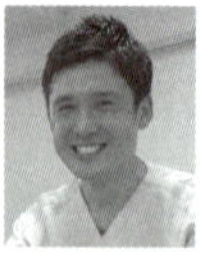

院長 ● 五十嵐 真也

950-0913
新潟市中央区鐙 1-4-30
エトリア M・I　1F
☎ 025-384-8643
https://cura2012.com/

**院長より** 重症の肩こりや腰痛・しびれが良くならないあなたへ。一緒にお悩みを改善させましょう。お任せください。50回以上の勉強会、セミナー開催中。

DRT導入で喜ばれてます
手術宣告された方も笑顔に

新潟県

## とやの整体院

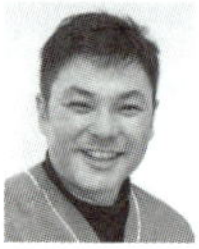

院長 ● 大関 淳

950-1147
新潟市中央区高美町 4-5
☎ 025-284-3755
https://www.toyanos.com

**院長より** 治療歴20年以上施術数6万人以上、坐骨神経痛・頚椎症・自律神経症が得意、プロ向け勉強会・一般向け教室も定期開催中、ご相談ください。

その痛みあきらめないで!
私にお任せください

石川県

## けん幸整体院こまつ

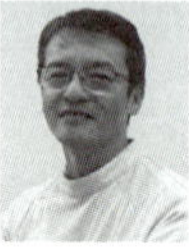

院長 ● 麻田 浩

923-0965
小松市串町モ 1-80
☎ 0761-48-8866
https://asada-seitai.com/

**院長より** 肩、腰、膝などの痛みや悩みを快方に導いてくれる施術です。あなたの継続的な健康をサポートいたします。あなたに健康と笑顔を届けます。

痛みに [サヨナラ]
貴方の笑顔を取り戻す整体院

石川県

## 金沢みやしたDRT整体院

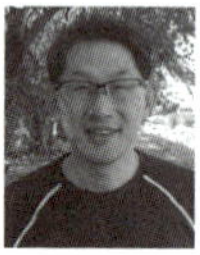

院長 ● 宮下 昭信

920-8221
金沢市御供田ロ 77-5
☎ 090-2091-8326
https://miya433721.com

**院長より** 背骨を、気持ち良くゆらゆら動かすことで、自然治癒力を最大限に発揮させる手技=DRTでの治療!　痛みのない体を取り戻しましょう。

坂井丸岡バスターミナルから
ほど近い所にある施術院

福井県

## 福井丸岡整体・たに屋カイロプラクティック院

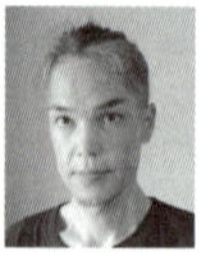

院長 ● 谷口 直樹

910-0246
坂井市丸岡町西瓜屋 15-2-1
☎ 0776-67-0610
https://taniya-chiro.net/

**院長より** 当院紹介欄をご覧いただきありがとうございます、感謝いたします。丸岡にて開業以来地域の皆様のお役に立てるよう日々精進しております。

3年以上続く不調を
根本解決!

石川県

## ふくおか接骨院

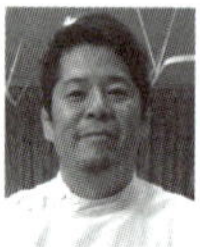

院長 ● 福岡 亮

920-0022
金沢市北安江 4-14-40
☎ 076-231-0123
https://fukukotsu-seitai.com/

**院長より** 長年続く症状の真の原因を知り、根本から施術することで不調の改善、痛みに悩まされない体を一緒に手に入れましょう。

1回の施術効果が高い!
的確な姿勢指導! 早期改善!

長野県

## 岩田整骨院
## 美容整体院

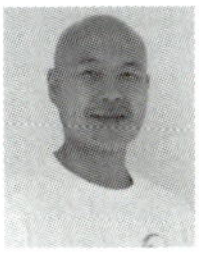

院長 ● 岩田 達哉

390-0811
松本市中央 1-1-14
アルピコ交通ビル 5 階
☎ 0263-88-5889
https://www.tacchan.jp/

**院長より** 背骨を整えて姿勢改善できれば、脳から全身へ、全身から脳への神経の伝達異常が改善し、痛みや不調はなくなり、より元気な体になります。

---

長年お悩みの重症症状・
慢性痛はお任せください!

山梨県

## ももたに整骨院

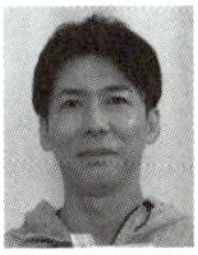

院長 ● 桃谷 俊信

405-0014
山梨市上石森 1457-1
☎ 0553-88-9182
https://momo-seitai.com/

**院長より** 患者様が豊かな生活を送れるよう私と二人三脚で良くしていきましょう! また、DRTに興味がある方もご連絡お待ちしております。

---

予防に優る治療なし!
真の健康を一緒に目指します

愛知県

## 円満整体ミロク

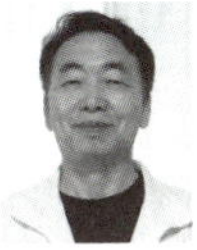

院長 ● 松藤 季晴

445-0826
西尾市満全町 22 番地
☎ 090-7675-6412
http://www.enmanseitai-miroku.com/

**院長より** 施術家歴20年以上延べ6万人以上の臨床経験。上原先生、DRTに出会い10年目。人類の真の健康と調和した地球の再創造を目指しています。

---

夢・希望・笑顔あふれる人生
になるようにサポート!

静岡県

## まごろく鍼灸整骨院

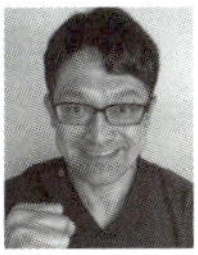

院長 ● 孫六 利征

435-0042
浜松市中央区篠ケ瀬町 801-1
二美ビル 1F
☎ 053-589-4321
https://magoroku-ss.com/

**院長より** 2024年初夏に大型で綺麗な店舗に移転予定です。ネットで「まごろく鍼灸整骨院」と検索いただきお電話をいただけると嬉しいです!

---

背骨を整え自然治癒力を
活性化するDRT専門院です

愛知県

## すぎやす整体院

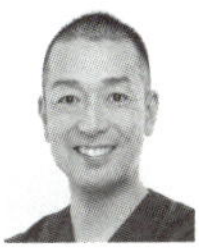

院長 ● 杉浦 義康

447-0088
碧南市札木町 1 丁目 2
☎ 0566-48-2523
https://sugiyasu.com/

**院長より** 背骨本来の健康状態を取り戻すと、様々な問題が改善します。肩、腰、坐骨神経痛…などや各種慢性症状でお悩みの方はご相談ください。

---

心身の不調改善しませんか?

愛知県

## からだ再生整体
## Da Binji(ダ・ビンジ)

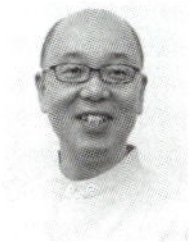

院長 ● 平野 敏治

460-0012
名古屋市中区千代田 2-9-24
ルーミヤ鶴舞 1F
☎ 0522623060
https://dabinji.com/

**院長より** DRTなら5分で完了。仕事帰りに、休日に、サクッとしっかり自己メンテ。名古屋市中区のオシャレな店舗でお待ちしております。

痛みから解放されて
人生を豊かに

三重県

## よしだ整体院

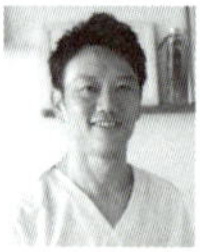

院長 ● 吉田 淳

510-0237
鈴鹿市江島町 231
☎ 059-388-1214
http://rakurakuya.net/

**院長より** どこに行っても良くならないとあきらめていませんか？　この本を手に取られた今がチャンスですよ！　DRTで根本改善していきましょう！

どこに通院しても改善しない
という方はお任せください！

三重県

## もとまち整体院

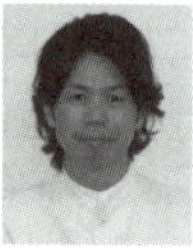

院長 ● 西 洋

514-1125
津市久居元町 1860-1
☎ 059-255-8899
http://motomachiseikotsuin.net

**院長より** 長年治療を受けているが改善しない、薬物療法に頼らず改善したいなどのお悩みをお持ちなら、DRTで根本から体を改善していきましょう！

自律神経・手術後のケア・
肩こり・腰痛専門

京都府

## 癒しの手カイロプラクティックサロン

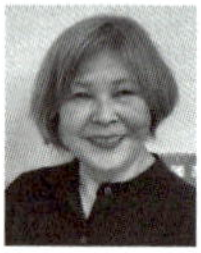

院長 ● 藤原 翠子

621-0001
亀岡市旭町宮ノ元 2
ゲストハウス藤原邸
☎ 090-1441-7301
https://www.fujiwaratei.org/iyashinote

**院長より** DRTでご自分の自然治癒力を高め、体のバランスを整え健康と笑顔になりませんか！　一般の方向けのDRTセミナーも開催しています。

「重症症状専門」整体院
あなたの不調、お悩み解消！

滋賀県

## 服部整体院

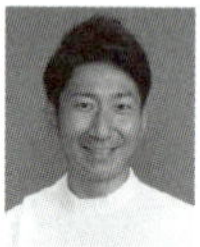

院長 ● 服部 佳和

520-0861
大津市石山寺 5-9-7
野々宮ハイツ 102
☎ 077-534-5516
http://seitai-hattori.com

**院長より** あなたのお体が楽になり、毎日を快適に過ごしていただけるよう一生懸命対応させていただきます。

堺市でDRTをお探しなら
ぜひ当院へ！

大阪府

## かなくぎ鍼灸整骨院

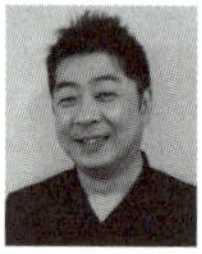

院長 ● 金釘 直幸

599-8272
堺市中区深井中町 1968-6
☎ 072-281-0133

**院長より** 治療歴30年、柔道整復師専門学校非常勤講師歴17年（令和6年2月現在）の実績！　根本改善によりあなたのお悩み解決いたします。

鶴橋駅から徒歩3分
医療従事者も通うカイロ整体院

大阪府

## S.K.カイロワールド

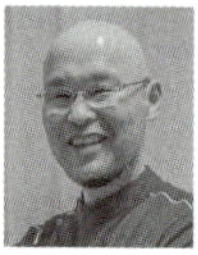

院長 ● えなみ としあき

537-0024
大阪市東成区東小橋 3-1-25
サンハイツ東小橋 202
☎ 06-6973-3062
https://skchiro.jp/

**院長より** アメリカでのセミナーで5つの修了証を取得。あなたが本来持っている「治癒力」を回復させ、健康を取り戻すお手伝いをさせていただきます。

重症専門。どこに行っても
治らないどんな症状でも可

大阪府

## 重症専門
## メディカルスペースきし

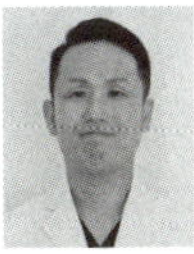

院長 ● 貴志 勇一

596-0814
岡山町 117-5
☎ 072-445-2455
https://medicalspace-kishi.com/

**院長より** 「背骨ゆらし」を学んで以来、どんな重症な方でもお役に立てるようになりました。「何をしても治らない」そのお言葉は当院で完結します。

DRTで背骨をやさしく整えて
ラクな体へ！

大阪府

## かわわき整骨院

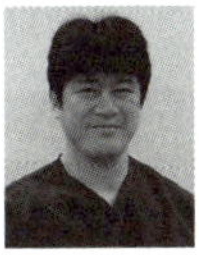

院長 ● 川脇 芳久

559-0012
大阪市住之江区東加賀屋 1-10-21
塩田マンション 1 階
☎ 06-6682-8881
https://kawawaki-seikotsuin.com/

**院長より** 当院ではつらい痛み、こり、体の不調をDRTで改善に導きます！　何でもお気軽にお問い合わせください。 出張整体も随時受付けています！

予防による健康の実現を
全力でサポートする治療院

大阪府

## DRT岸和田駅前
## 整体院

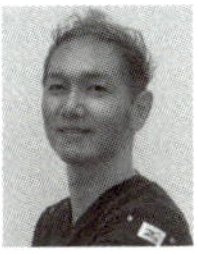

院長 ● 辻 佳孝

596-0825
岸和田市土生町 3-15-24
M フラット 201
☎ 072-447-9370
https:// 整体岸和田ラボ .com/

**院長より** 米国で8つの課程を授与。その実績は米国医療ジャーナル誌に掲載。施術歴31年目。体の痛みや不調でお悩みの方はぜひご相談ください。

心と体のバランスを取り戻す
――を理念に25年超の実績

大阪府

## 整体院 K'sバランス

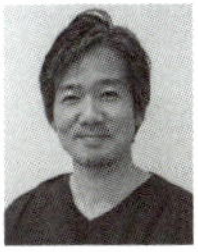

院長 ● 黒川 直輝

582-0005
柏原市法善寺 4-1-11
☎ 072-970-5876
https://www.ks-balance.jp/

**院長より** 首・肩こり・頭痛・自律神経専科。顎関節症、耳鳴り、起立性障害、顔面神経症など。問診→検査→カウンセリングで個別対応の施術をご提供。

心身を整える
女性と子どもの隠れ家サロン

大阪府

## ゆらり整体サロン

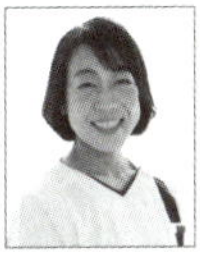

院長 ● あらい ひろみ

八尾市周辺地域。ご予約の際に
場所の詳細をお伝えいたします。
☎ 090-2753-0339

**院長より** 背骨をゆらし、お体を整えます。人間が本来もっている治癒する力を目覚めさせましょう。笑顔になるお手伝いをさせていただきます。

良い姿勢が良い習慣になる！
その一番の存在でありたい

大阪府

## 吹田エール整体院

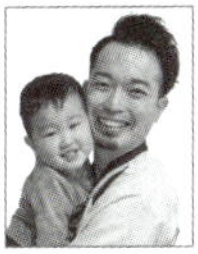

院長 ● 小田 健太

565-0821
吹田市山田東 1-1-36
☎ 080-5555-6908
http://s-yell.net

**院長より** お客様の体が変わり笑顔になった姿を見れた時が私の幸せです。「疲れたら吹田エール整体院」そう思ってもらえるよう日々精進します。

痛みなく動ける体を
手に入れたい方は当院へ！

兵庫県

## Seeds7 physical & conditioning Labo

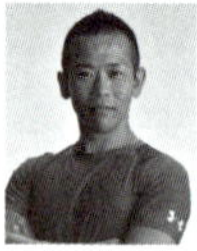

院長 ● 七種 秀仁

655-0048
神戸市垂水区西舞子 2-1-45
小嶋ビル 1F-N
☎ 080-4295-5948
https://www.seeds7.jp/

**院長より** 難治症状から慢性痛でお悩みの方！ あきらめないで！ DRTがあれば今度こそ絶対大丈夫！ 整体後はトレーニングをして動ける体づくりを！

病院で治らなかった痛み・
不調をDRTで根本改善

兵庫県

## ごうだ整骨院

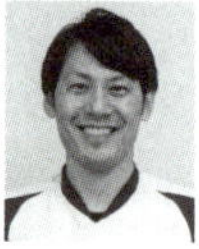

院長 ● 合田 芳樹

676-0001
高砂市中島 1-2-11 103
☎ 079-442-9191
https://goudaseikotsuin.com/

**院長より** 検査しても異常なし、薬を飲んでも変化なし、そんなつらい症状でお悩みの方ほどDRTは効果的です。背骨を整え健康を取り戻しましょう。

体の芯から若返る！
エネルギッシュな本来の自分に

兵庫県

## 六甲仲井整体院

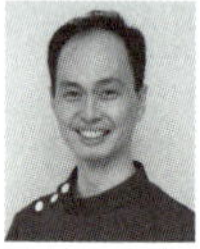

院長 ● 仲井 陽平

657-0028
神戸市灘区森後町 2-1-10-703
☎ 078-856-7178
https://nakaiseitai.com/

**院長より** 体はきちんと整えれば、痛みや不調がなく、やりたいことが元気いっぱいできるようになります。ぜひ希望を持ってご相談ください！

心と体のバランスを取る
癒しサロン

兵庫県

## Bodyバランス

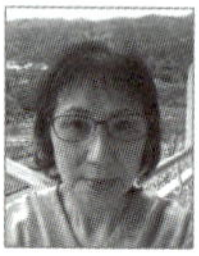

院長 ● 衣川 博子

659-0068
芦屋市業平町 6-16 芦屋ファルファーラ 502 号
目の学校芦屋校内 Body バランス
☎ 090-7365-1788

**院長より** わずか5分間ゆらすだけで首、肩、腰などの痛みを改善、体が本来持っている自然治癒力を高めていきます。ゆらゆらバランス調整ぜひ！

一人ひとりのトレーナーとして
健康をサポートします

岡山県

## 生口整体院

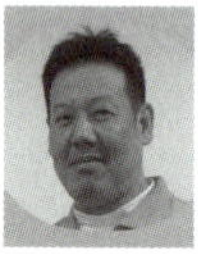

院長 ● 生口 将浩

719-0252
浅口市鴨方町六条院中 8077
☎ 090-6406-8106
https://www.iguchi-seitai.co.jp/

**院長より** 浅口市初の「重症症状専門」整体院。何をしても、どこに行っても、効果を感じない、良くならないと悩まれている方はぜひご相談ください。

痛み・シビレの改善は
健康の大黒柱背骨から！

島根県

## よつば整体院

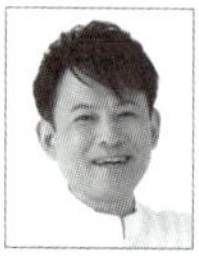

院長 ● 室田 直人

697-0021
浜田市松原町 40-3
☎ 0855-28-7737
http://yotsuba-seitai.com/

**院長より** 体全体の神経・筋・骨格を正常に戻すには背骨と骨盤のバランス調整が重要で最短です。改善実績も多数あります。ぜひご相談ください。

元気な体づくりは
人間の大黒柱「背骨」から！

山口県

## ひなた整体院

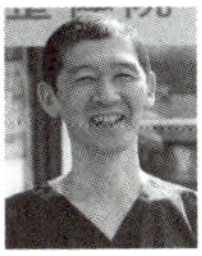

院長 ● 石部 敬士

742-0344
岩国市玖珂町 5846-5
☎ 0827-82-1333
https://hinataseitai-iwakuni.com/

**院長より** 痛くない気持ちの良い施術で楽になりましょう。

今ある不調をDRTで
一緒に根本改善しましょう!!

広島県

## 若石DRT 整体サロン楽笑

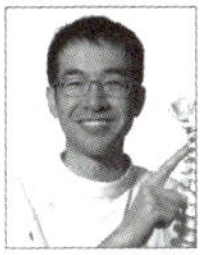

院長 ● 山岡 正城

721-0942
福山市引野町 5-4-18
ファミリーマンション 202
☎ 090-4053-2588
https://fukuyama-drtseitaiinn.com

**院長より** 歪みを整え自然治癒力を活性化させることができれば、本来の寝れば治る状態を取り戻すことができるので一緒に取り組んでいきましょう。

長年お悩みの痛みや
体の不調を根本から改善!!

香川県

## 整体院 Trim

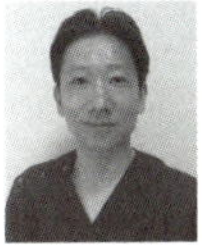

院長 ● 光本 圭成

763-0084
丸亀市飯野町東二甲 1535 番地 1
☎ 090-2686-2653
https://seitaiin-trim.com/

**院長より** 理学療法士と鍼灸師の国家資格を保有。長く続く痛みやしびれ、体の不調を本気でなんとかしたいとお考えの方はぜひご連絡ください。

患者さまに本当に必要な
治療をご提供できるサロン

山口県

## 整体サロンMaa

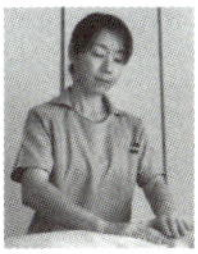

院長 ● やつづか ひろこ

745-0035
周南市有楽町 19
☎ 0834-21-1639
https://www.hirokoyatsuzuka.com/

**院長より** 出会えて良かった、と思っていただけるよう、そして、喜びと感謝にあふれた人生を送るお手伝いができるよう、日々精進してまいります。

「あなたの健康を守る
お手伝い」をいたします

福岡県

## ナチュラル整体 ゆらゆら

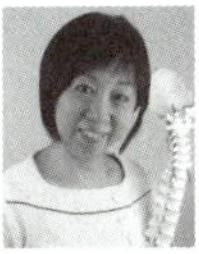

院長 ● 工藤 美穂

812-0013
福岡市博多区博多駅東 2-8-28
博多 Q ビル 405
☎ 070-4383-6173
https://seitai-yurayura.com/

**院長より** お体の不調があると自分が自分じゃないみたいですよね。その不調をDRTで取り除きましょう。ご自身の最高なお体作りをお手伝いいたします。

自然治癒力で決まる!!
人生向上サロン

福岡県

## ウェルネステラス ひびきの

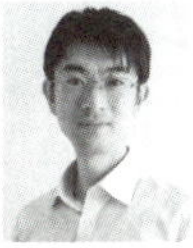

院長 ● 松本 健佑

808-0139
北九州市若松区小敷ひびきの 2-1-3
フォレオひびきの敷地内
☎ 080-4287-6777
https://www.hibikinoterasu.com/

**院長より** 心食体から総合的にアプローチする整体院です。様々な角度から自然治癒力を高めて、人生向上を目指します。DRTセミナーも開催してます。

もっと笑顔に!
もっともっとハッピーに!!

鹿児島県

## せの整体院-laugh-

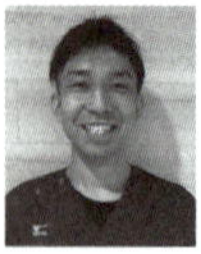

院長 ● 瀬野 和哉

899-2701
鹿児島市石谷町 1868-20
☎ 090-6777-7649
https://seitai-seno.com/

**院長より** 痛みには必ず“原因”があります。原因を根本から改善し、お役に立てるように頑張らせていただきます！　お気軽にご相談ください。

鹿児島県唯一の
重症症状専門整体院

鹿児島県

## 鎌田整体院FORM

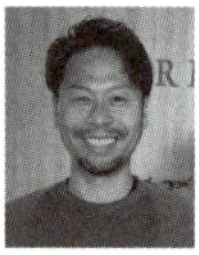

院長 ● 鎌田 健

893-0016
鹿屋市白崎町 2-8-103
☎ 080-8574-0597
https://seitai-kamada.com/

**院長より** DRTは人生を変えることのできる治療技術です。原因がわからず困っている、重症症状がなかなか治らない、そんな方々を明るい未来へ導きます。

短時間の施術で効果を実感!

鹿児島県

## DRTかごしま整体院

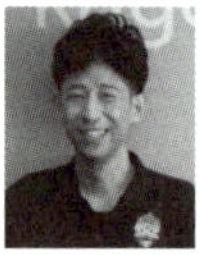

院長 ● 羽子田 覚也

895-1812
薩摩郡さつま町虎居町 15-8
☎ 070-8474-3399
https://drt-kagoshima.com/

**院長より** どこに行っても改善しない症状をDRTで改善。DRTで根本から体を改善し痛みのない健康な毎日を手に入れましょう。

歪みを取れば
痛みが取れる

鹿児島県

## DRTかのや整体院

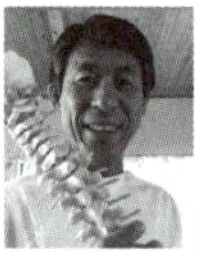

院長 ● 有村 和浩

893-0023
鹿屋市笠之原町 49-17-1
☎ 090-8856-2917
http://zutsu-kaoru.com/

**院長より** 当院の目指す所はその場の痛みを取るだけではなく、一晩寝れば万全の状態で起きられる疲れを知らない子どもの頃のような体に導くことです。

鹿児島市吉野の治療院
体の不調を根本改善します

鹿児島県

## 有理はりきゅう室

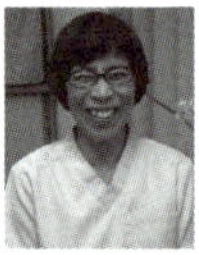

院長 ● 米澤 有理

892-0877
鹿児島市吉野 4-28-15
☎ 099-248-7688
https://www.yuriharikyu.com/

**院長より** DRTは、日ごとに不調が改善していくことを実感していただけます。体の不調や痛みでお悩みの方はぜひご相談ください。

おわりに

# 「DRTを一般家庭に根づかせる」……それが私の目標です!

24歳で開業して以来30数年、気がつくと50代後半にさしかかった現在も、おかげさまで毎日元気でDRT療法を続けられ、たくさんの患者さんの笑顔に勇気をいただいています。

もちろん、日々真剣勝負で臨み、患者さんだけでなく、DRTを学びに来られる全国各地の整体院・カイロプラクティック院の先生方にも、私が臨床から得た最新情報やテクニックを伝授させていただいています。

ほとんど休みなしの毎日で、家族や周囲からもあきられるほど働きづめですが、それでもエネルギーに満ち満ちているのは、5分間背骨ゆらしを一般家庭に根づかせる——そんな思いが私の心の支えになっているからです。

5分間背骨ゆらしはカイロプラクティックに革命を起こす！
それは、最短時間で最高の効果が出せて、
家庭でもできる、安心、安全で、最もシンプルな調整法だから!!

やってみた人だけが、それを実感できます。5分間背骨ゆらしは、あなた自身の、そして、あなたの大切な家族のための生涯健康法になり得る！

自信を持ってそう断言できるからこそ、私はこの本を出版させていただきました。
ここまで読んでくださって、誠にありがとうございます。あなたと、あなたの大切な人のためにも、この機会に、ぜひ背骨をやさしくゆらしてあげてくださいね。

最後になりましたが、ＤＲＴの普及にご協力くださっている日本ＤＲＴ協会の治療家の先生方、本書の出版にあたって労を執ってくださった株式会社治療院マーケティング研究所プロダクトマネジャーの地家ひかるさま、株式会社現代書林の萩原敏明さまに心より感謝申し上げます。

著者

# 5分間《ふんかん》背骨《せぼね》ゆらしで体《からだ》じゅうの痛《いた》みが消《き》える

2018年6月18日　初版第1刷
2024年4月30日　　　第5刷

著　者 ―――――― 上原《うえはら》　宏《ひろし》
発行者 ―――――― 松島一樹
発行所 ―――――― 現代書林
〒162-0053　東京都新宿区原町3-61　桂ビル
TEL／代表　03 (3205) 8384
振替 00140-7-42905
http://www.gendaishorin.co.jp/
デザイン ―――――― 中曽根デザイン

印刷・製本：(株) シナノパブリッシングプレス
乱丁・落丁はお取り替えいたします。
定価はカバーに表示してあります。



ISBN978-4-7745-1709-4 C0047